CURSO DE NUTRICIÓN
Y SALUD PARA
TERCERO DE PRIMARIA

LA AVENTURA DE LOS NUTRIENTES

CURSO DE NUTRICIÓN Y SALUD PARA TERCERO DE PRIMARIA

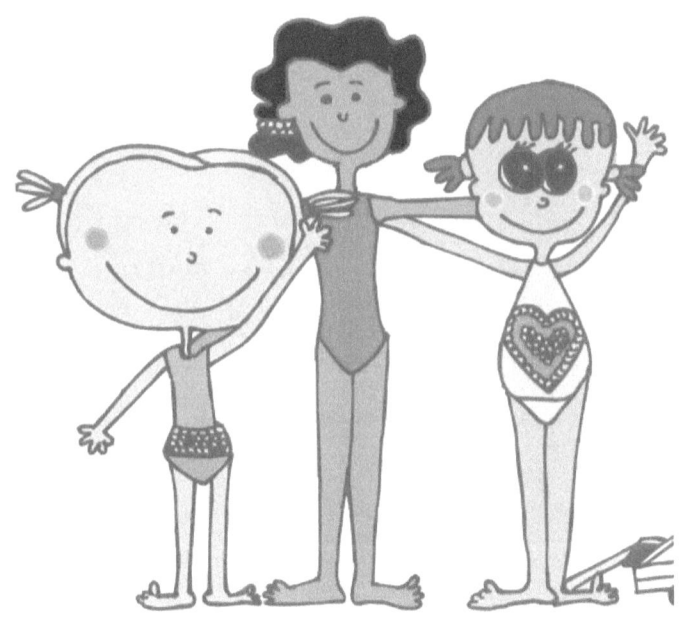

Mario Eduardo Martinez Sánchez
Lilia Victoria Sánchez Sánchez

Número de Control de la Biblioteca del Congreso de EE. UU.:   2014920324
ISBN: Tapa Dura   978-1-4633-9588-9
                     Tapa Blanda   978-1-4633-9587-2
                     Libro Electrónico   978-1-4633-9586-5

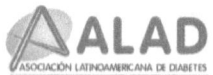 

Este libro forma parte del programa internacional EDUSANU, de la Asociación Latinoamericana de Diabetes y el Instituto Coubertin de México, cuyo objetivo principal es prevenir el desarrollo de Diabetes y de Obesidad a través de mejorar el estado de nutrición y salud de los niños, en los países latinoamericanos.

Las escuelas interesadas en beneficiarse de este programa ingresar a:
www.nutricionlatinoamerica.org

Este libro fue impreso en los Estados Unidos de América.

Fecha de revisión: 20/11/2014

Para realizar pedidos de este libro, contacte con:
Palibrio
1663 Liberty Drive
Suite 200
Bloomington, IN 47403
Gratis desde EE. UU. al 877.407.5847
Gratis desde México al 01.800.288.2243
Gratis desde España al 900.866.949
Desde otro país al +1.812.671.9757
Fax: 01.812.355.1576
ventas@palibrio.com
661210

Libro de Nutrición y Salud de Tercero de Primaria

AVALADO POR:

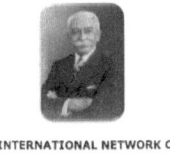 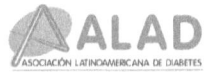 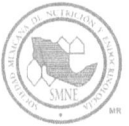

INTERNATIONAL NETWORK OF
PIERRE DE COUBERTIN SCHOOLS

ASOCIACIÓN LATINOAMERICANA
DE DIABETES

SOCIEDAD MEXICANA DE NUTRICIÓN
Y ENDOCRINOLOGÍA A. C.

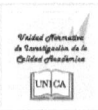 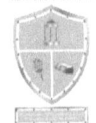

UNIDAD NORMATIVA DE INVESTIGACIÓN
DE LA CALIDAD ACADÉMICA

INSTITUTO COUBERTIN A. C.
DE MEXICO

AUTORES: Lilia Victoria Sánchez y Mario Eduardo Martínez

Diseño y revisión: Luz Astrid Martínez

Ilustraciones: Daniela Madián Martínez y Lilia Pavlova Martínez

Adaptación de contenidos a niveles cognoscitivos por grado escolar: Martha Elena Vásquez

Este libro forma parte de la serie de libros de textos de nutrición del Instituto Coubertin A. C. elaborados para cada uno de los grados escolares, desde primero hasta sexto de primaria y todos ellos están avalados por:

Asociación Latinoamericana de Diabetes.
Calle Francisco Prats Ramírez #55, Ensanche Piantini, Santo Domingo, República Dominicana

Comité Internacional Pierre de Coubertin y Red Internacional de Escuelas Coubertin.
Siege Social Lausanne-Suisse. Case Postale 397. CH – 1001 Lausanne-Suisse.

Sociedad Mexicana de Nutrición y Endocrinología A. C. (SMNE)
Ohio No. 27 Col. El Rosedal, Delegación Coyoacán C. P: 04330 México D. F

Unidad Normativa de Investigación de la Calidad Académica. A. C. (UNICA).
Emilio Carranza núm. 400, Col. Reforma, Oaxaca, México

Instituto Coubertin de México.
Calle San Andrés 113, Paraje San Andrés, Ejido Trinidad de Viguera, Oaxaca, México.

PRESENTACIÓN

A los padres de familia y profesores:

Felicidades, tienen ustedes en sus manos un libro que forma parte del proyecto internacional EDUSANU-LATINOAMERICA, de la Asociación Latinoamericana de Diabetes (ALAD) y el Instituto Coubertin de México, cuyo objetivo principal es prevenir el desarrollo de diabetes y de obesidad a través de mejorar el estado de nutrición y salud de los niños, en los países latinoamericanos.

La educación en nutrición y salud es indispensable para el adecuado crecimiento y desarrollo de los niños y jóvenes; está demostrado que una buena alimentación y un estilo de vida saludable mejoran los procesos cognoscitivos de memoria, razonamiento y aprendizaje, lo que beneficia el rendimiento escolar; se favorecen además, las capacidades de relación y el éxito personal, familiar y social; si aunado a ello se fortalecen los valores, los alumnos podrán ser generadores del cambio social y propiciarán el cuidado del medio ambiente.

Por otra parte, a través de la educación en nutrición y salud se pueden evitar un gran número de enfermedades, lo cual es de gran importancia, ya que en los últimos años, se han incrementado en niños y jóvenes enfermedades que antes solo se manifestaban en la población adulta, como son: Diabetes tipo 2, hipertensión, elevación de colesterol y triglicéridos e infarto al corazón. En los países latinoamericanos, el sobrepeso y la obesidad afectan actualmente entre el 10% y el 20% de los niños, y del 30% al 40 % de los adolescentes, con un incremento del riesgo de desarrollar diabetes, hipertensión, colesterol y/o triglicéridos altos. La obesidad también se relaciona con depresión, dificultades para socializar, disminución de las capacidades de aprendizaje, de la capacidad física y del crecimiento normal, entre otros.

Las principales causas de lo anterior son: el cambio hacia malos hábitos de alimentación (consumo de azúcares, grasas, comidas rápidas, etc.), la falta de actividad física y estilos de vida inadecuados (ver televisión o estar en internet muchas horas, jugar videojuegos y otras actividades que no requieran de esfuerzo físico). Por sí sola, la inactividad física es un factor de riesgo independiente para enfermedades crónicas y se estima que es la causa de alrededor de 1.9 millones de muertes en el mundo.

La Organización Mundial de la Salud (OMS) en la Convención de Ginebra Suiza en el 2004, estableció la Estrategia Mundial sobre Régimen Alimentario, Actividad Física y Salud, donde recomienda a los gobiernos de todos los países del mundo que en las escuelas se lleve educación física todos los días, se promuevan hábitos de alimentación saludables y se limite en los comedores escolares la disponibilidad de alimentos altos en sal, azúcares y grasas.

La Sociedad Mexicana de Nutrición y Endocrinología A.C., la Asociación Latinoamericana de Diabetes y asociaciones de Argentina, Cuba y Brasil entre otras 18 asociaciones firmantes, publicaron en el 2005 la "Declaración de Acapulco", con una propuesta de acciones, algunas de ellas en el ámbito escolar, para prevenir la diabetes, dentro de las que incluye las recomendadas por la OMS y otras más, entre ellas la propuesta de que los niños lleven clases de nutrición como una asignatura obligatoria.

Tomando como base lo anterior, como investigadores de la Unidad Normativa de Investigación de la Calidad Académica (UNICA) elaboramos este Curso de Nutrición y Salud dirigido a los alumnos de educación primaria y secundaria, instaurándolo desde el ciclo escolar

2005-2006 ininterrumpidamente hasta la actualidad, como parte del Modelo Educativo Coubertin. Los resultados obtenidos cada año, han sido presentados en congresos Nacionales e Internacionales en México, Alemania, Portugal, Canadá, USA y Bolivia. En el 2008 y en el 2009 obtiene el primer lugar como trabajo de investigación en el Congreso Nacional de la Federación Mexicana de Diabetes. En el 2012 es premiado nuevamente y en el 2013 recibe el premio Enrique Pérez Pasten y una vez más, el primer lugar al demostrar que los alumnos del Instituto Coubertin tienen la menor prevalencia de obesidad y de sobrepeso en México.

En base a estos excelentes resultados, en el 2014 la Asociación Latinoamericana de Diabetes y el Instituto Coubertin elaboran el Programa EDUSANU LATINOAMERICA que tiene como principal objetivo beneficiar con este Curso de Nutrición y Salud a los niños de las escuelas primarias de los países latinoamericanos de habla hispana. Que inicia en el año 2015, con la visión de establecerse permanentemente.

Coincidentemente en octubre del 2014, la Organización Panamericana de la Salud (OPS), en su 53 ° Consejo, aprobó el "Plan de Acción para la Prevención de la Obesidad en la Infancia y la Adolescencia". Para luchar contra la obesidad infantil que refirió ha alcanzado proporciones epidémicas.

Este plan establece entre sus líneas principales, acciones sobre la nutrición y la actividad física en las escuelas, lo que coincide con el programa EDUSANU-LATINOAMERICA que busca establecer en forma perdurable buenos hábitos de alimentación, de actividad física y de estilo de vida.

Esperamos contribuir en demostrar que la salud y la nutrición deben ser parte inseparable de los programas educativos en todas las escuelas de educación básica y que ello redundará en un claro beneficio hacia los niños, favoreciendo su óptimo y saludable desarrollo académico, físico y emocional, para hacer de ellos personas exitosas y capaces de transformar positivamente su entorno social, y por supuesto, al tener una población más saludable se reducirán los gastos en el ámbito de salud pública.

Estos libros están dedicados a los padres de familia porque ellos desean lo mejor para sus hijos y a ustedes, los profesores, que tienen la invaluable y noble labor de construir el futuro de las sociedades a través de la formación los niños y jóvenes.

Atentamente

:

Lilia Victoria Sánchez
Doctora en Educación
Rectora del Instituto Coubertin de México
Presidenta de la Unidad Normativa de Investigación de la Calidad Académica A. C.
Miembro del Comité Internacional Pierre de Coubertin.

Mario Eduardo Martínez
Endocrinólogo y Nutriólogo.
Vicerrector del Instituto Coubertin de México
Subdelegado en México de la Asociación Latinoamericana de Diabetes 2014-2016
Miembro del Comité Internacional Pierre de Coubertin.

Texto para el profesor

Este libro ha sido elaborado con el propósito de que los niños en el nivel primaria vayan conociendo y aprendiendo el porqué de la sana alimentación y de los buenos hábitos; la meta es alcanzar un estilo de vida que les de calidad, desde este momento y hasta su adultez. Los buenos hábitos –el buen equilibrio en la alimentación y el ejercicio diario- se deben trabajar todos los días, hasta lograr cambios paulatinos en la vida cotidiana. En la escuela, en el aula, profesores y alumnos, podrán llevar a cabo los ajustes necesarios acordes a sus comunidades o ciudades y a su cultura para establecer las bases de un buen estilo de vida.

Cambiar las costumbres y los hábitos para alcanzar una sana alimentación y buen estilo de vida no son tarea fácil, por ello, en cada una de las lecciones de este texto, se establecen pautas que pueden llevarnos a alcanzar el cambio. Estamos seguros que, con el conocimiento y ánimo que cada uno de ustedes profesores les ofrezcan a sus alumnos, podrán enriquecer este libro, y se alcanzará el objetivo de mejorar la vida de los niños y jóvenes de cada país de Latinoamérica.

Los temas de nutrición y salud han sido establecidos en este libro para facilitar la transversalidad y acoplarse a los planes y programas de educación de cada país. Por lo que se sugiere enlazar los temas y establecer en todo momento, la relación del conocimiento con la vida cotidiana de los alumnos, sin dejar de lado la motivación y la implementación de estrategias para poder alcanzar los objetivos.

¿Cómo está integrado este libro?

Sanita es el personaje protagónico que guía cada tema de "La Aventura de los Nutrientes". Durante el desarrollo del texto van presentándose diversos personajes, principales y secundarios, que coadyuvan en el proceso de enseñanza-aprendizaje. Cada uno de estos personajes entre los que se encuentran: Sanita, Mineralito, Vitaminita, Glucosita, Grasita y Proteinita, han sido diseñados exclusivamente para estos textos.

Sanita lleva de la mano al alumno para ir comprendiendo esta aventura, ella se convierte en su amiga y ejemplo a seguir. De manera general ella hace la introducción a cada uno de los temas y también realiza el cierre. Además, incluye diferentes formas de aprender y aplicar lo aprendido; se hace correlación con otras asignaturas, sentando las bases para reafirmar el conocimiento general de acuerdo al grado escolar.

Para cada uno de los temas se aplica la siguiente estructura didáctica

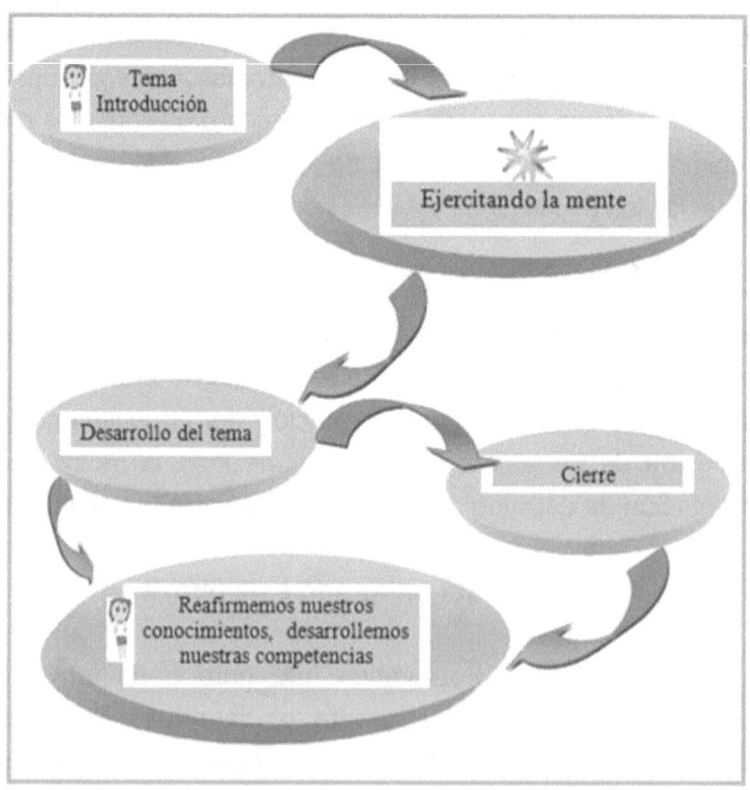

Después de que Sanita hace la presentación del tema y maneja una introducción, los alumnos pueden realizar diversas actividades para activar la mente, como dar un repaso, reforzar conocimientos adquiridos, revisar los conocimientos previos, y al mismo tiempo trabajar en equipo o de forma individual para compartir ideas, analizar y manifestar argumentos.

Enseguida se realiza el desarrollo del tema, a través de ejemplos, haciendo correlaciones con la realidad y/o contando historias. Posteriormente se hace un cierre motivacional en el que Sanita insta a los niños y niñas a llevar a la práctica lo que se está planteando como tema principal.

Por último, se manejan actividades con el título "Reafirmo mis conocimientos, desarrollo mis competencias", con lo que se busca que el alumno comprenda mejor, reflexione, aplique a la vida cotidiana, correlacione, proyecte, etc., y por supuesto que este sea capaz de aprender a aprender, de aprender a hacer y aprender a ser.

Todos los dibujos que están solo delineados son para colorear

ÍNDICE

SEGUNDO MÓDULO

FUNCIONES DE LOS NUTRIENTES, MI PROGRAMA DE EJERCICIO Y ESTILO DE VIDA

Tema 3: Funciones de los nutrientes:
Energética, plástica y reguladora
Objetivos: Que los alumnos conozcan las funciones generales de los alimentos y su efecto sobre el estado de salud. Que comprendan las funciones energéticas, plásticas, reguladoras y, que nutrientes y en qué forma cumplen estas funciones dentro del cuerpo.

Tema 4: Mi programa de ejercicio y de estilo de vida
Objetivos: Que los niños y niñas comprendan la importancia de tener un programa de ejercicio y de estilo de vida, y reflexionen sobre cómo hacerlo.

TERCER MÓDULO

LOS NUTRIENTES CALÓRICOS Y NO CALÓRICOS

Tema 5: Los Nutrientes Calóricos
(Carbohidratos, proteínas y grasas)
Objetivos: Que los niños y niñas analicen la clasificación de los nutrientes e identifiquen los nutrientes calóricos y las funciones que estos tienen en nuestro cuerpo, así como algunos de los alimentos en que se encuentran.

Tema 6: Los Nutrientes No Calóricos
Objetivos: Que los alumnos identifiquen los nutrientes no calóricos como el agua y la fibra; así como las funciones que tienen en nuestro cuerpo, además de algunos de los alimentos en que se encuentran.

CUARTO MÓDULO

Objetivos: Que nuestros alumnos reconozcan la clasificación de los grupos de alimentos e identifiquen los alimentos de los grupos de frutas, verduras, cereales, pastas, lácteos y derivados, así como algunas de las características de cada uno de ellos.

Objetivos: Que los chicos identifiquen los alimentos pertenecientes a los grupos de carnes, derivados y sustitutos, aceites y grasas, así como algunas de las características de cada uno de ellos.

QUINTO MÓDULO

MI PIRÁMIDE DE ALIMENTACIÓN, EJERCICIO Y ESTILO DE VIDA

Objetivo: Que los niños y las niñas conozcan porque usamos las pirámides en nutrición, construyan sus pirámides de alimentación, actividad física y estilo de vida. Reflexionen sobre lo aprendido en este curso.

PRIMER MÓDULO

FUNCIONES Y BENEFICIOS DE LOS NUTRIENTES, EL EJERCICIO Y EL ESTILO DE VIDA. EL PROCESO DE DIGESTIÓN

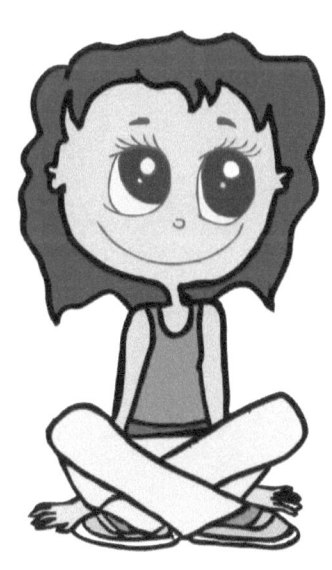

Tema 1

Conceptos de nutrición, salud y normas del buen comer

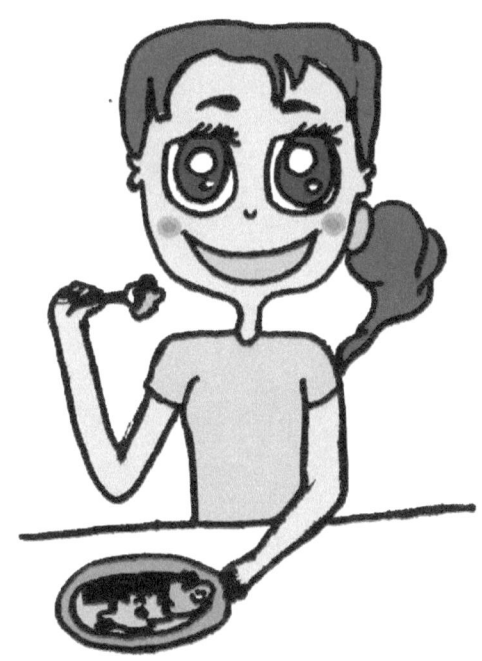

Objetivos: Que los niños y las niñas entiendan que es nutrición y salud, que conozcan a sus amigos "Los Nutrientes", las normas del buen comer y cómo entran los nutrientes a su cuerpo.

Lección 1

Bienvenidos al Curso de Nutrición y Salud

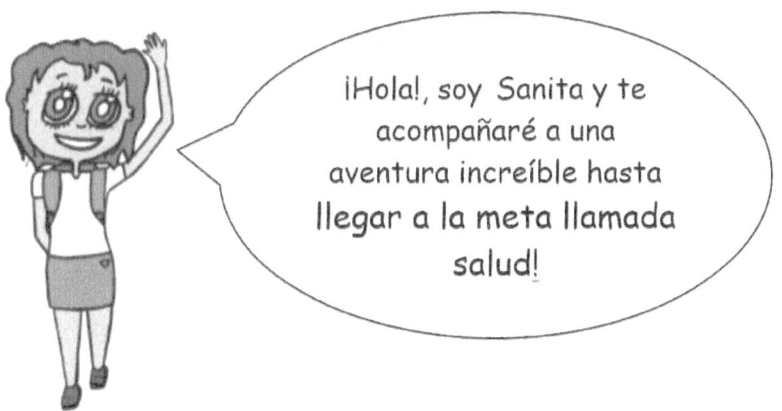

¡Hola!, soy Sanita y te acompañaré a una aventura increíble hasta llegar a la meta llamada salud!

Es muy importante que pongas mucha atención en este curso, donde aprenderás a comer bien para nutrirte y estar sano siempre.

Iniciamos con preguntas muy importantes. ¿Sabes qué es la salud?, ¿tienes salud? ¿Qué es la nutrición? En tu familia, ¿se interesan por estar nutridos? ¿En tu escuela, observan lo que comen los alumnos y se ocupan de tener alimentos nutritivos en la cafetería? Con el apoyo de tu profesor escriban en el pizarrón que es salud y nutrición de acuerdo a sus conocimientos previos.

Ahora, te explicaré que es salud y que es nutrición:

Salud: Es sentirte bien, estar sano física y mentalmente y no enfermarte.

Nutrición: es el estudio de los alimentos que comes todos los días, como entran al cuerpo y para que los utiliza tu organismo.

Pero lo importante de nuestro curso es que a través de la nutrición se puede obtener un buen estado de salud.

¿Te das cuenta? Si aprovechas bien este curso podas crecer y desarrollarte mejor y además podrás evitar enfermedades como la diabetes y muchas más.

Además si les enseñas a tus familiares lo que aprendas aquí, también ellos sabrán como estar más sanos y sobre todo que hacer para no enfermarse.

Así que adelante amiguito, a estudiar mucho para que seas mejor cada día.

Reafirmo mis conocimientos, desarrollo mis competencias

Como primera actividad del curso es importante que revises tu estado de salud en cuanto a tu peso y talla, y para eso pedirás que te pesen y te midan, y registrarás los resultados aquí.

Nombre:

_____

Peso _____ Kg.   Estatura_____ Cm.

Cintura: _____ Cm.   Cadera: _____ Cm.

¡Recuerda! Es muy importante que al final del curso vuelvas a revisar tu estado de salud, en los mismos aspectos que lo hiciste aquí, te volverán a pesar y a medir para que compruebes los beneficios del curso.

Lección 2

Conociendo a "Los Nutrientes" y sus funciones

Con este tema, viene una presentación especial para conocer a Los Nutrientes, pero antes debemos recordar lo que vimos la clase pasada.

Anota en tu cuaderno el concepto de salud y nutrición, compara con tus compañeros y complementen si les falto alguna característica de los mismos.

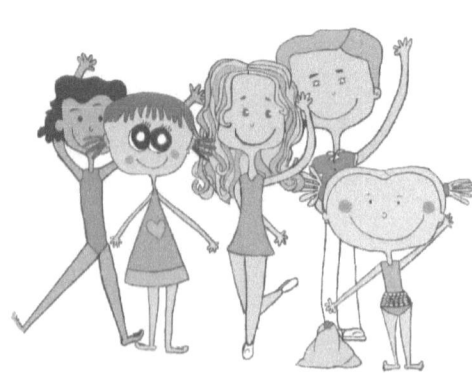

Para continuar con nuestra aventura, debes conocer bien a nuestros amigos "Los Nutrientes", cada uno de ellos hace un trabajo muy especial. Vamos a dejar que se presenten uno por uno.

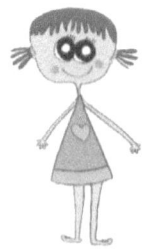

Soy Glucosita, me encargo de llevar energía a todas las partes de tu cuerpo para que puedas jugar, estudiar y hacer deporte. Soy la que te da más energía, estoy en las frutas, pan, tortilla y otros alimentos, soy Licenciada en Deportes.

Soy Grasita, también te doy energía, y me encargo de almacenar la energía para cuando la necesitas, me puedes encontrar en la leche, en los huevos y en muchos alimentos más, funciono como tu reserva de energía y soy administradora.

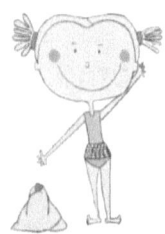

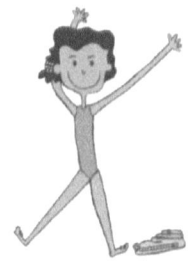

Hola, soy Proteinita, una constructora muy buena, utilizo tus células para formar otras células y nuevas estructuras y así, tú puedas crecer y desarrollarte sanamente. Me puedes encontrar en la leche, los huevos, las carnes y el pescado. Soy una excelente arquitecta.

Yo soy Vitaminita soy médico, proporciono a tu cuerpo las vitaminas A, B, C, D, E y K y te defiendo contra las infecciones por virus, como la gripa.

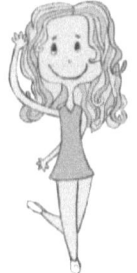

Yo Mineralito soy Licenciado en Arte y responsable de formar y de fortalecer tus dientes, huesos y de ayudar a que tus músculos se muevan.

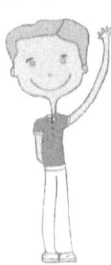

Vitaminita y Mineralito, estamos en las frutas y verduras somos muy trabajadores y participamos en muchas funciones dentro del cuerpo, como transportadores, vigilantes y ayudantes, además de apoyar en todas sus actividades a Glucosita, Grasita y Proteinita.

Como puedes observar, nuestros amigos "Los Nutrientes" trabajan juntos, cooperando entre sí para alcanzar nuestra meta, y tú puedes ayudar, más adelante te diremos cómo; por ahora te espero en la siguiente lección, no faltes.

Reafirmo mis conocimientos, desarrollo mis competencias

Después de cada nombre de nuestros amigos Los Nutrientes, describe lo que hacen cada uno de ellos. Es importante que escribas lo que comprendiste.

Glucosita:

_____

Grasita:

_____

Proteinita:

_____

Vitaminita:

_____

Mineralito:

_____

Lección 3

Las normas del buen comer

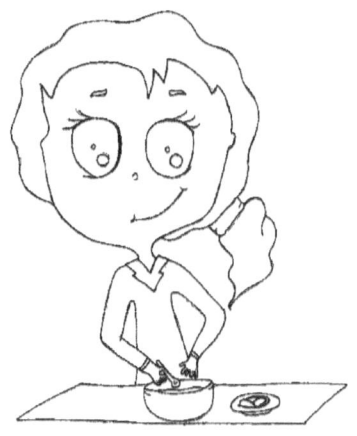

¡Sigamos con nuestra aventura! Vamos a aprender algo muy interesante en esta lección, prepárate!

Para ello es muy importante que recordemos cuales son Los Nutrientes. En las siguientes líneas escribe los nombres de nuestros amigos:

_____

_____

Qué bueno que recuerdas los nombres de Los Nutrientes. Ahora, yo Sanita, te comento que es muy importante aprender a comer, así como aprendimos a caminar, a leer y a escribir, hay que aprender a comer, para eso hay reglas que hay que cumplirlas porque a través de ellas se llega a la meta de la salud.

Debemos procurar comer cuatro veces al día, sobre todo a esta edad, cuando estamos en pleno crecimiento.

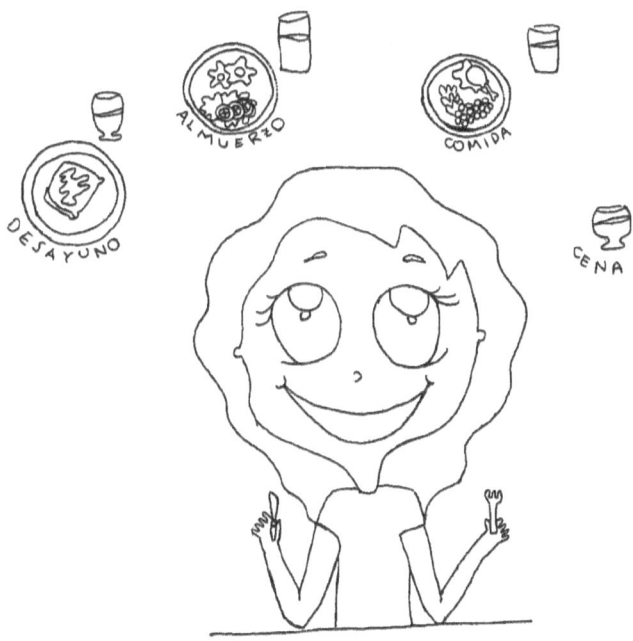

※ Por la mañana, come algo ligero antes de salir hacia la escuela, como leche de vaca o yogurt con cereal, y una fruta (o lo que acostumbren en tu casa).

- Recuerda consumir agua, verduras y frutas diariamente.

- Incluye la carne o sus sustitutos todos los días.

- Por la noche las porciones deben ser pequeñas.

- Come porciones pequeñas y mastícalas bien:

Cómo debemos masticar:

5 a10 veces, si los alimentos son suavecitos
11 a 20 veces, si no son muy suaves y
21 a 30 veces, si son duros.

- Come despacio y sentado.

- Toma líquidos para que pasen bien tus alimentos a tu estómago, y a tu intestino que es en donde se liberarán tus amigos los nutrientes.

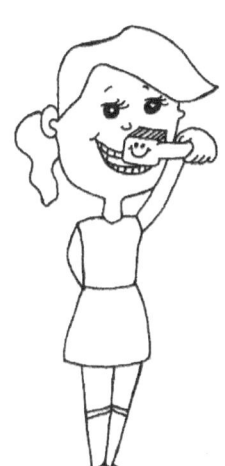

Empieza a practicar estas acciones y te sentirás con mucha energía todo el día. Si no cumples con estas condiciones será difícil llegar a la meta que es tu salud.

Otras acciones importantes para estar sanos son: Lavarnos bien las manos antes de cada alimento y al terminar de comer, cepillarnos adecuadamente los dientes.

¿Sabías que en el cuerpo humano pueden habitar hasta 100 millones de bacterias? Así que por eso, debemos cuidar nuestros hábitos.

Ahora a practicar lo aprendido, nos vemos en la siguiente ocasión.

Reafirmo mis conocimientos, desarrollo mis competencias

Elabora un folleto en el que puedas motivar a otros compañeros a comer bien en tiempo y forma, lavarse los dientes y las manos. Recuerda ponerle un título. Presenta tu folleto a la clase y no olvides que para exponerlo ante tus compañeros deben seguir normas que te ayudarán a hacer mejor tu presentación. Repartan los folletos con los demás compañeros de la escuela.

Lección 4

El proceso de digestión

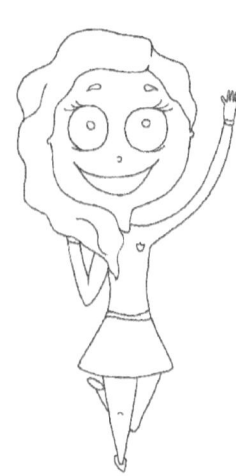

¡Hola! Bienvenido a nuestra hora de aprender. Hoy aprenderemos sobre qué es la digestión.

Busca en el diccionario que significa digestión y escríbelo en tu cuaderno. Luego, con el apoyo de tu profesor recuerden como es el proceso de la digestión.

Veamos ahora que significa la digestión en nuestro libro de Nutrición y Salud.

Para entender bien que es la digestión es necesario que sepas que cuando los nutrientes entran a tu cuerpo, te dan energía para que puedas estudiar, hacer deporte y divertirte.

La digestión es el proceso por el cual nuestro cuerpo toma los nutrientes y se lleva a cabo dentro de nuestro organismo a través del aparato digestivo.

La digestión consta de tres etapas Principales: la oral, la gástrica y la intestinal; da inicio en la boca, en la cual, la masticación es muy importante.

¿Recuerdas las recomendaciones sobre el número de veces que debes masticar los diferentes alimentos?, y claro todo depende de la suavidad o dureza de lo que comes.

En la boca, los alimentos ya masticados forman una masa llamada bolo alimenticio y avanzan atravesando la faringe y el esófago para llegar al estómago y continuar por el intestino grueso y el intestino delgado, hasta que los desechos llegan al ano.

Durante el proceso de digestión participan también las glándulas salivales, el páncreas y el hígado que son muy importantes para lograr el objetivo de la digestión; y eso significa liberar a nuestros amigos "Los Nutrientes".

Entonces recuerda:

El aparato digestivo consta de: Boca, esófago, estómago, intestino delgado e intestino grueso.

Los órganos que también participan en la digestión son:
Glándulas salivales, hígado y páncreas.

Reafirmo mis conocimientos, desarrollo mis competencias

Analiza el siguiente dibujo y observa la ruta de los alimentos que libera a nuestros amigos Los Nutrientes para que puedas vivir sano. Escribe los nombres de las partes del aparato digestivo y de los órganos que intervienen en el proceso de la digestión y que se observan en la siguiente figura.

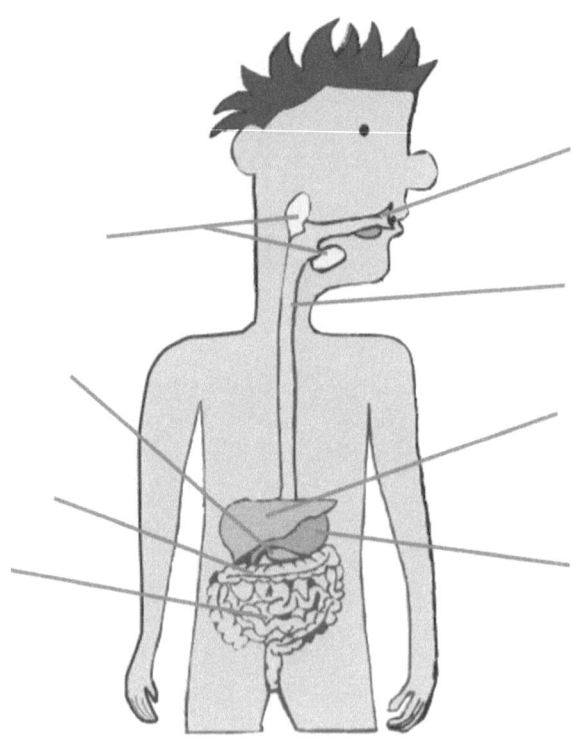

Tema 2

Ejercicio recreativo, formal y competitivo. Estilo de vida personal y familiar

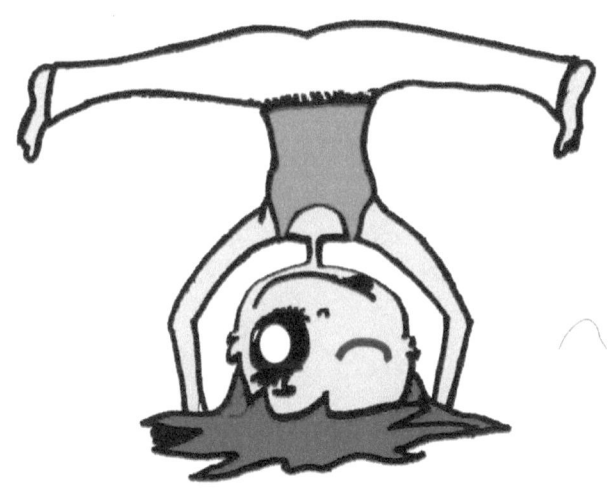

Objetivos: Que los alumnos comprendan la definición de ejercicio e identifiquen la diferencia entre ejercicio recreativo, formal y competitivo; así como los beneficios que pueden obtener en la formación de valores y en la capacidad física. Comprenderán también que es el estilo de vida personal y familiar, analizando la diferencia entre los buenos y los malos hábitos de estilo de vida.

Lección 5

Ejercicio recreativo, formal y competitivo

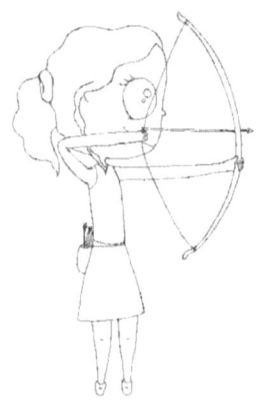

¡Hola! ¡Nos volvemos a ver! En esta sesión vamos a hablar sobre el ejercicio. Prestemos atención.

El ejercicio es muy importante para mantener la salud y existen varias formas de practicarlo. Comenta que sabes de algunos deportes. Revisen algún video de un deporte, por ejemplo de básquet bol, futbol o tenis. En equipos, identifiquen sus reglas y formas de hacerlo. Comenten que es lo que les llama la atención de ese deporte.

Pero, ¿a qué le llamamos ejercicio? El ejercicio es la actividad física que decides realizar en forma regular, puede ser un juego o un deporte, la diferencia es que el deporte tiene reglas, debes aprenderlo y practicar para ser bueno en él, de cualquier manera, jugar también es un ejercicio, puedes realizar ambos para divertirte más.

Como ya sabes, hay diferentes formas de hacer ejercicio, lo que nos trae muchos beneficios. Te explicaré:

- El ejercicio recreativo: Este es por ejemplo cuando vas al parque con tus amigos y juegan a las atrapadas, brincas o juegan con la pelota, la meta es divertirse y sentirse bien.

- El ejercicio formal: En la escuela practicas educación física, seguramente organizan torneos de baloncesto o de otro deporte en tu escuela; hay reglas establecidas, jueces o árbitros, y cada equipo tiene su entrenador o profesor a cargo.

- El ejercicio competitivo: Es cuando se forma parte de una selección, los rendimientos y resultados deben ser cada vez mejores, la meta es competir para ganar.

Pierre de Coubertin fue quien reinicio los juegos olímpicos que se realizan cada cuatro años y en los cuales compiten los atletas de la mayoría de los países del mundo.

¡Recuerda! Debes hacer ejercicio recreativo y formal, si te preparas también puede hacer competitivo.

Reafirmo mis conocimientos, desarrollo mis competencias

Reflexiona y responde las siguientes preguntas:

1. De los tipos de ejercicio, ¿Cuál te parece mejor?

_____

2. ¿Cuantas horas a la semana haces ejercicio recreativo?

_____

3. ¿Cuántas horas a la semana haces ejercicio formal?

_____

4. En la escuela realizamos juegos que nos ejercitan, varios de estos juegos son tradicionales. Por ejemplo, en México saltamos la cuerda, brincamos con el resorte o jugamos al avión. ¿Qué juegos tradicionales de tu país prácticas en la escuela que ejerciten tu cuerpo?

_____

Lección 6

El estilo de vida personal y familiar

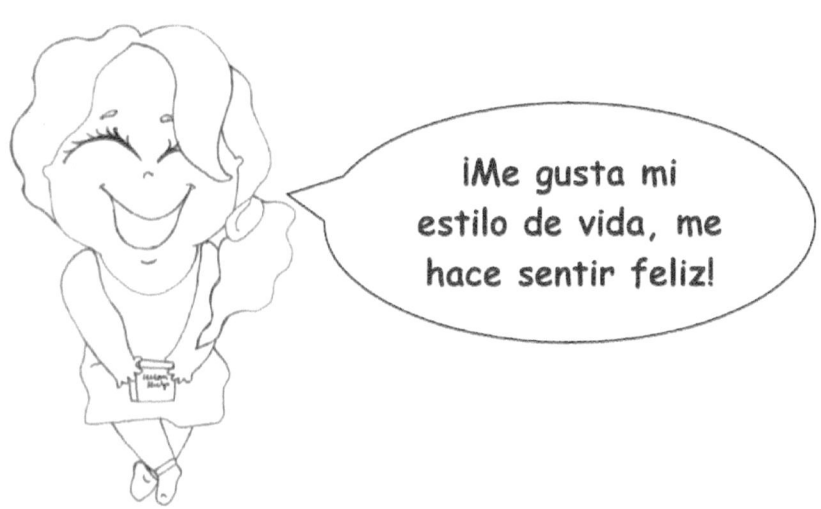

¡Me gusta mi estilo de vida, me hace sentir feliz!

Un buen estilo de vida influye en el mantenimiento de un buen estado de salud físico, psicológico, social, familiar y personal.

Comenten en equipos sus diferentes estilos de vida, ¿qué hacen en el aspecto de vida familiar regularmente? ¿Cuál es el propósito de que realicen esas actividades?

Den sus opiniones y realicen una lista de sus actividades personales y familiares.

Sabías que el estilo de vida puede ser: Personal, familiar, escolar, social y laboral.

¿Qué interesante verdad?

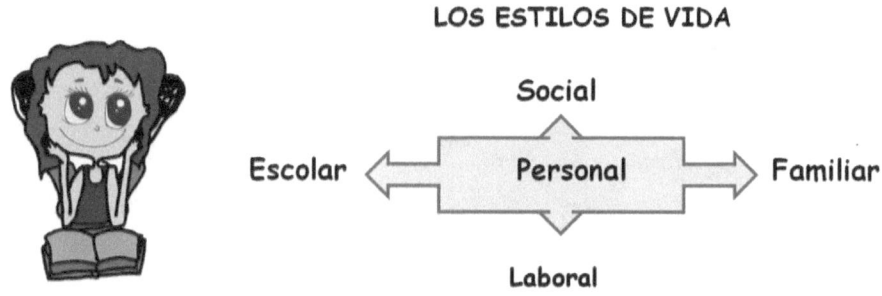

El día de hoy veremos los estilos de vida personal y familiar.

El estilo de vida personal es el conjunto de actividades que habitualmente realizas directamente relacionadas con tu persona.

Por ejemplo levantarte temprano todos los días, bañarte y desayunar algo ligero antes de irte a la escuela, estudiar dos o tres horas por las tardes. Son actividades que forman tu estilo de vida.

El estilo de vida familiar se refiere al conjunto de actividades que habitualmente realizas con tu familia y también es muy importante. Por ejemplo ir a caminar al campo los fines de semana, cenar todos juntos en la noche y platicar sobre todo lo bueno que hicimos en el día. No agregar azúcar a las bebidas que se preparan en casa.

Todos debemos tener un buen estilo de vida. ¡Nos vemos pronto!

Reafirmo mis conocimientos, desarrollo mis competencias

Escribe los nombres de los estilos de vida y un ejemplo de cada uno ellos.

1 _____

2 _____

3 _____

4 _____

5 _____

Lección 7

Los beneficios del ejercicio recreativo y formal del estilo de vida personal y familiar

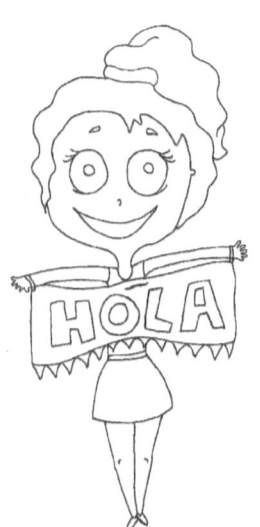

¡Buenos días! Soy Sanita, espero que te hayas despertado y levantado temprano, para estar puntual en la escuela. Seguramente desayunaste alimentos energéticos y por eso te sientes lleno de energía.

En esta ocasión trataremos sobre los beneficios que nos dan el practicar ejercicio y llevar un buen estilo de vida.

En clase han comentado con el profesor los estilos de vida que llevan, ahora reflexionen para qué les sirve llevar un buen estilo de vida y qué ventajas tiene. Después coméntenlo en grupo y platiquen sobre lo que hicieron ayer para mejorar su estilo de vida.

Lean con cuidado la siguiente lista y analicen los beneficios de practicar ejercicio y tener un buen estilo de vida.

- El cuerpo humano ha sido diseñado para moverse y requiere, por lo tanto, realizar ejercicio de forma regular para mantenerse funcional y evitar enfermedades.

- Cuando haces ejercicio tu corazón late más rápido y fuerte, tu sangre circula más rápido.

- Nuestros amigos, "Los Nutrientes", llegan más rápido hasta donde los necesitas, y entonces, tu corazón, pulmones y todo tu cuerpo trabajan mucho mejor.

- Cuando te mueves, se estimula el desarrollo de los músculos y el crecimiento de los huesos.

- La práctica de alguna actividad física reduce el riesgo de desarrollar enfermedades relacionadas con nuestro corazón.

- Tener un estilo de vida saludable te hace sentir feliz.

- Los hábitos y tus formas de hacer las cosas te distinguen de los demás y te hacen ser único y especial.

- Si tienes un buen estilo de vida personal, eso te ayudara a ser mejor, a obtener mejores calificaciones en la escuela y a mantenerte limpio y sano.

- Un buen estilo de vida mejora las relaciones en la familia, la mantiene más fuerte y unida. Tienes que aprender todo lo bueno de los estilos de vida y platicarlo con tu familia.

Sabías que... Pierre de Coubertin escribió que "El deporte es una fuente de

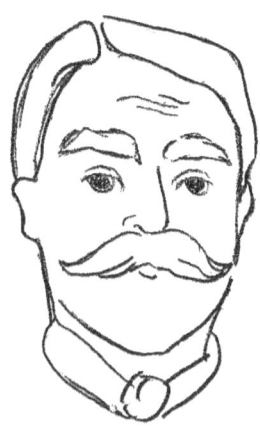

perfeccionamiento interno para cada persona", el hacía mucho ejercicio. ¡Vaya! de hecho, era un gran deportista.

Reafirmo mis conocimientos, desarrollo mis competencias

Escribe cuatro de los beneficios que te proporciona el hacer ejercicio todos los días.

☺ _____

☺ _____

☺ _____

☺ _____

Lección 8

¿Qué has aprendido?

¡Hola amigo! espero que te parezca interesante nuestra aventura. Ahora ha llegado el momento de ponerte a prueba.

Con el apoyo de tu profesor (a) realicen un recordatorio de los conceptos que hemos tratado. Después contesta las siguientes preguntas:

1. ¿Qué entiendes por nutrición? _____
   _____

2. ¿Es sano hacer ejercicio?_____
   ¿Por qué? _____
   _____
   _____

3. Escribe tres normas del buen comer.
   a. _____
   b. _____
   c. _____

4. ¿Recuerdas la función principal de cada uno de nuestros amigos Los Nutrientes? Descríbela brevemente delante de cada personaje, según corresponda.

5. ¿Cómo se llama al proceso mediante el cual el cuerpo toma los nutrientes de los alimentos? _____

6. Dibuja o escribe, la ruta que siguen los alimentos durante la digestión, menciona el nombre de los aparatos del cuerpo que participan en esta acción.

7. Escribe un ejemplo de cada tipo de ejercicio:

_____   _____

Ejercicio recreativo   Ejercicio formal

_____

Ejercicio competitivo

8. Subraya los beneficios que nos da el hacer ejercicio:
   a) Disminuye el crecimiento.
   b) Aumenta el peso y permite comer más alimentos "chatarra".
   c) El corazón late más rápido y permite mejorar la circulación de la sangre.

9. Escribe "F" si es falsa o "V" si es verdadera, la siguiente información.

- "El estilo de vida es la forma en la que acostumbras hacer las cosas" _____

10. Escribe dos acciones que correspondan a un mal estilo de vida.

- _____
- _____

SEGUNDO MÓDULO

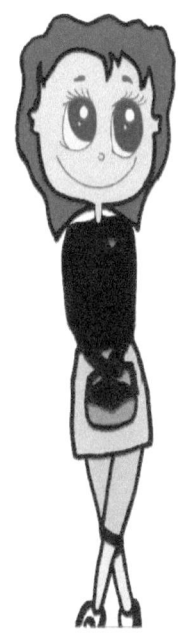

FUNCIONES DE LOS NUTRIENTES, MI PROGRAMA DE EJERCICIO Y ESTILO DE VIDA

Tema 3

Funciones de los Nutrientes: Energética, Plástica y Reguladora

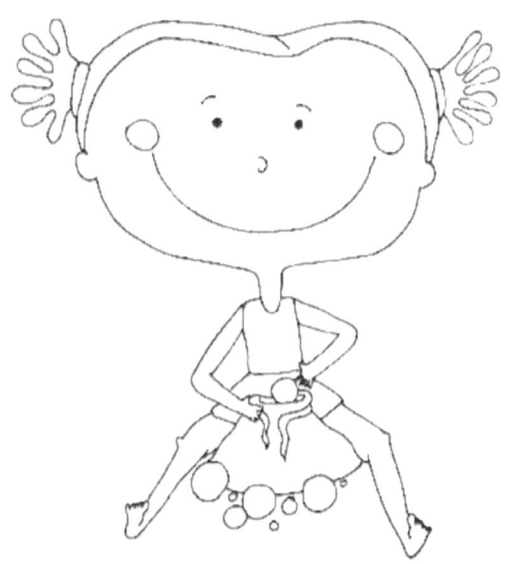

Objetivos: Que los alumnos conozcan las funciones generales de los alimentos y su efecto sobre el estado de salud. Que comprendan las funciones energéticas, plásticas, reguladoras y, que nutrientes y en qué forma cumplen estas funciones dentro del cuerpo.

Lección 9

Las funciones generales de los nutrientes y su efecto sobre el estado de salud

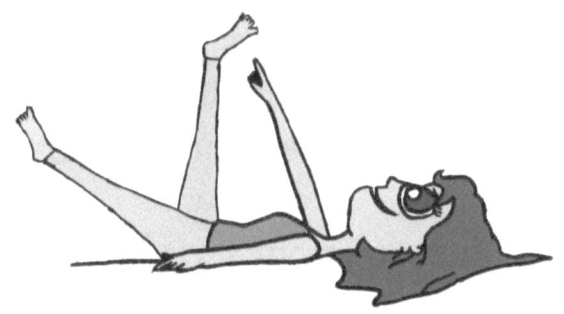

¡Hola! Soy Sanita, nos volvemos a encontrar en otro punto de nuestra aventura. Acompáñame mientras hago mi rutina de ejercicios.

Para introducirnos a este tema, reflexionen sobre cuáles son las funciones de nuestros amigos "Los Nutrientes". Escriban este título en el pizarrón y por turnos, participando varios, anoten las funciones.

Recuerden pedir la palabra y el turno, para dar su opinión, y al pasar a escribir las funciones de los nutrientes, observen la ortografía.

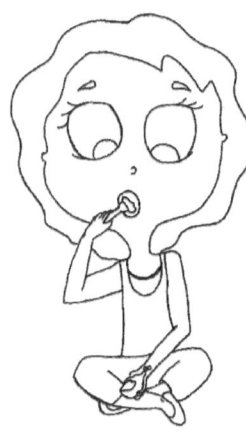

Iniciemos el tema. Si dejamos de comer o lo hacemos sin seguir las reglas que ya aprendiste, hay riesgo de que te enfermes, si esto se hace por mucho tiempo el riesgo puede ser hasta llegar a morir y por nada queremos que eso ocurra.

Las principales funciones de nuestros amigos Los Nutrientes son:

1.- Dar a nuestro cuerpo los elementos necesarios para su crecimiento y desarrollo.
2.- Proporcionarnos energía para realizar todas nuestras actividades.
3.- Regular todos los procesos que se llevan dentro de nuestras células y órganos.
4.- Mantener nuestro estado de salud y prevenir o evitar enfermedades.

Hay otras más, pero estas son las más importantes, apréndetelas.

¡Vaya! Qué cosas tan interesantes pasan en nuestro cuerpo.

¡No lo olvides! Comemos porque necesitamos nutrientes para que nuestro desarrollo físico sea completo, nuestros amigos "Los Nutrientes" nos aportan también energía para realizar nuestras actividades diarias y por lo tanto nos mantienen vivos y sanos. Además si aprendemos a comer correctamente podemos evitar enfermedades como la obesidad, la diabetes, la presión alta y muchas más.

Nos vemos en la siguiente lección. Se despide de ti, tu amiga, Sanita.

Reafirmo mis conocimientos, desarrollo mis competencias

Ilumina solo los alimentos que te proporcionan nutrientes para una buena alimentación.

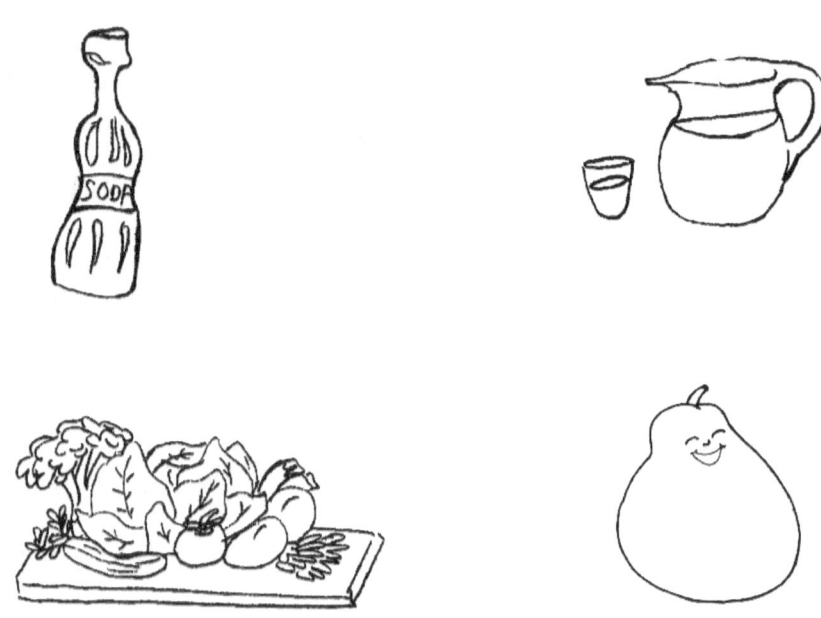

Lección 10

La función energética
Qué nutrientes nos dan
energía y cómo nos la dan

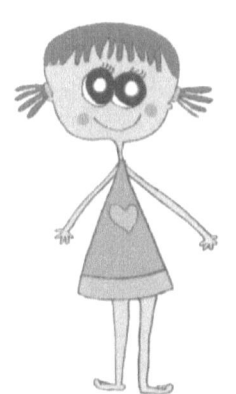

Hola soy Glucosita, Sanita fue a comer algo energético mientras te explico que es la energía, en la que estoy incluida.

Con el apoyo de tu profesor, elijan un video sobre sistemas que funcionan por la energía o vayan donde tengan la oportunidad de ver un molino de viento o de agua. Hay muchas formas de ver la energía fluir, misma que hace funcionar grandes maquinarias. Por ejemplo, en la actualidad hay países en donde los molinos de viento están generando energía para darles luz a muchas ciudades, esa se llama energía eólica.

La energía no se ve a simple vista pero es muy poderosa ¡es la fuerza que mueve las cosas!. ¡Ah! es decir, es lo que te permite o te ayuda a moverte. Como en un auto, la gasolina le da energía para que avance.

Los seres humanos obtenemos la energía de los alimentos que contienen a los nutrientes que nos dan energía, los cuales son: Glucosita, Grasita y Proteinita.

Por eso para tener mucha energía, debemos consumir alimentos que tengas a estos nutrientes.

Los nutrientes que nos proporcionan energía son: Glucosita, Grasita y Proteinita. ¡Aquí los tienes!

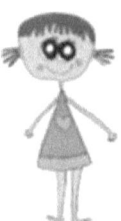 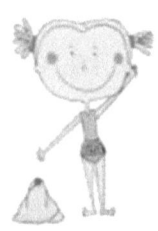 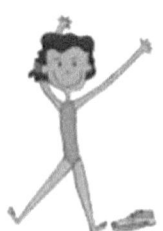

Algunos alimentos energéticos, que nos aportan cantidades importantes de ellos son:

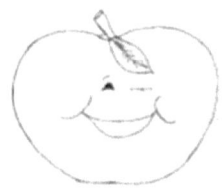 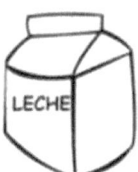 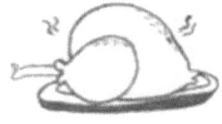

Fruta

Carne

A través de la sangre llegan a las partes de nuestro cuerpo que necesitan de la energía, el cuerpo prefiere a Glucosita, porque es la que da la energía más rápido y por eso, ella nos da más de la mitad de la energía que necesitamos.

Una tercera parte de la energía la aporta Grasita, como a ella no le gusta dar todo porque quiere ahorrar, al cuerpo le cuesta más trabajo pedirle la energía, pero Grasita lo hace porque sabe que si un día no comemos bien entonces ella tendrá energía ahorrada para que nuestro cuerpo pueda seguir haciendo todo lo que tiene que hacer. ¡Qué inteligente es Grasita en nuestro cuerpo!

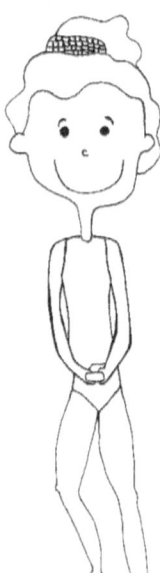

Proteinita es la que menos energía nos da, porque ella tiene que acabar de construir las células de nuestro cuerpo y no quiere gastar mucha de su energía porque no podría trabajar bien y no creceríamos adecuadamente.

¡Recuerda! come alimentos energéticos y así en nuestro

próximo encuentro tendrás mucha energía para trabajar.

Reafirmo mis conocimientos, desarrollo mis competencias

Con el apoyo de tu profesor, descubre con tus compañeros, cuál de estos alimentos tienen más glucosa, grasa o proteínas, escríbelos donde corresponda.

Sandia, pollo, tocino, carne de soya, mantequilla, pan, zanahoria, galletas, espagueti, pastel, tortilla, aceite de cocina, pescado, mango.

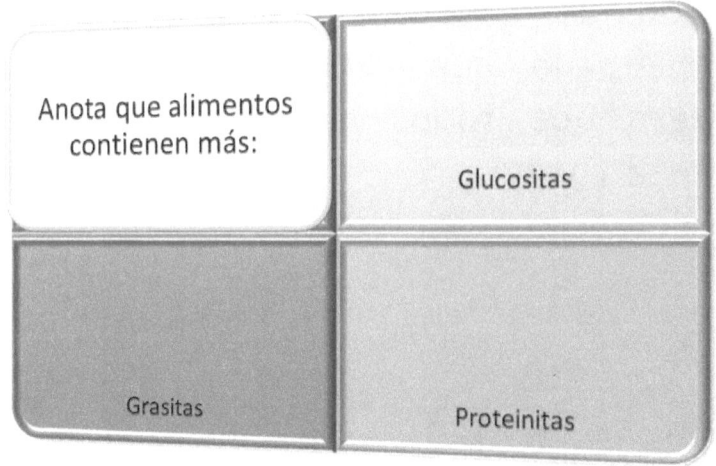

¡Qué bien hiciste tu clasificación!

Lección 11

Función plástica para crecer y desarrollarnos

En esta clase conoceremos que es la función plástica. Iniciemos con nuestro ejercicio mental.

¿Recuerdas cómo eras cuando iniciaste el primer grado?, ¿tienes fotos de tu clase?, ¿eras más bajito? y ahora, ¿eres más alto? ¿Sabes cómo sucedió? Inicien la clase respondiendo a estas preguntas, participa y escucha lo que dicen tus compañeros, considera que todos nos desarrollamos de diferente forma.

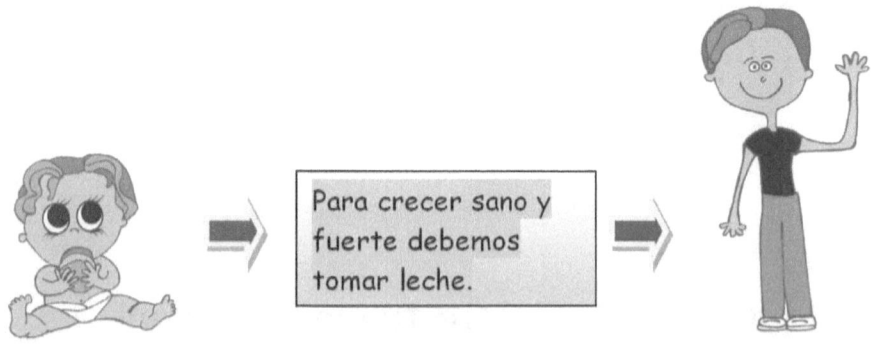

Para crecer sano y fuerte debemos tomar leche.

¿Recuerdas a nuestros amigos "Los Nutrientes"? pues bien, ellos hacen que se formen nuevas células en tu cuerpo y que crezcan las que ya están.

A Proteinita le encanta construir y ella se encarga de formar tus células y de hacer crecer el corazón, los pulmones, las manos, los pies y todo el cuerpo; si comes muchas proteínas y haces mucho ejercicio, crecerás más fuerte y sano.

Grasita también ayuda a Proteinita a construir las células. Las paredes de todas tus células tienen muchas Proteinitas y algunas Grasitas.

Le leche, la carne y los huevos son alimentos que contienen muchas proteinitas y grasitas que necesitas para desarrollarte mejor.

La función plástica también se conoce como estructural y es la que se refiere a la construcción de células y órganos, así como al crecimiento de nuestro cuerpo, esta función es la más importante para Proteinita.

Gracias por acompañarme hoy en esta gran aventura de la nutrición y la salud, nos vemos la siguiente clase, Ah! y llega a tiempo porque te estaré esperando. Me despido de ti... Sanita.

Reafirmo mis conocimientos, desarrollo mis competencias

Investiga que tipos de células hay y que órganos forman.
Por ejemplo hay una células que se llaman neuronas y son las que forman el cerebro.

_____
_____
_____
_____

_____
_____
_____
_____

_____
_____
_____
_____

Lección 12

Función reguladora
Para estar sanos

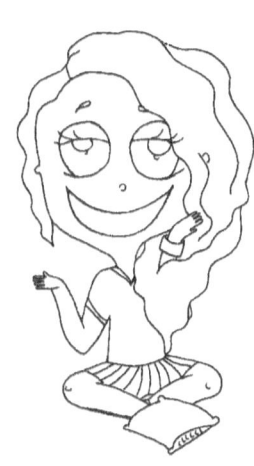

Que tal amiguito, ya sabes que soy Sanita y como cada semana, trataremos un tema, hoy nos corresponde "La función reguladora".

Reflexionen sobre que puede ser la función reguladora. A que creen que se refiere. Anoten palabras claves en el pizarrón que les ayuden a comprender mejor el concepto. Cuál podría ser la diferencia con la función plástica.

Vitaminita y Mineralito se encargan de que todo lo que entra y sale de tus células se realice equilibradamente (regulan) y que existan suficientes defensas contra muchas enfermedades, por ello es importante que consumas alimentos que contengan a vitaminas y minerales como las frutas y las verduras, de esta manera siempre estarás sano.

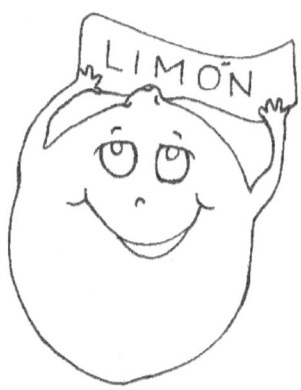

Todo lo que hacen los nutrientes energéticos (Glucosita, Grasita y Proteinita) requiere de la ayuda de Vitaminita y de Mineralito. Ellos se encargan de transportar, vigilar, transformar y regular, entre otras actividades.

Vitaminita es como la chispa que enciende el fuego y Mineralito como el acompañante Perfecto.

Reafirmo mis conocimientos, desarrollo mis competencias

Inventa un cuento en donde actúen nuestros amigos Los Nutrientes, escríbelo en tu cuaderno. Acuérdate que ellos realizan varias funciones, entre ellas transportan, vigilan, transforman y regulan.

Tema 4

Mi programa de ejercicio y de estilo de vida

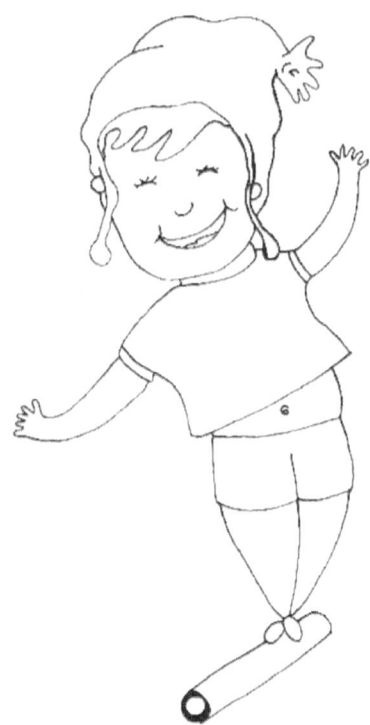

Objetivos: Que los niños y niñas comprendan la importancia de tener un programa de ejercicio y de estilo de vida, y reflexionen sobre cómo hacerlo.

Lección 13

La importancia de tener un programa

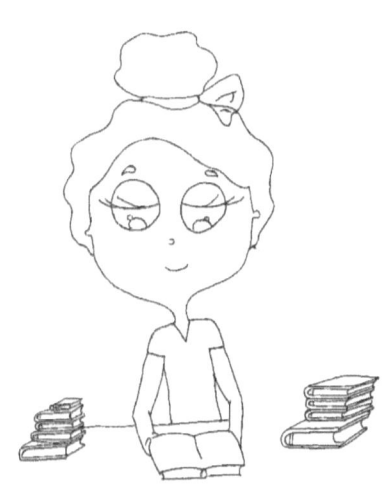

¿Has pensado por qué es importante tener un programa? **R**ecuerda que tú y yo, Sanita, vamos a seguir juntos en esta aventura. **A**hora nos toca aprender por qué es importante tener un programa, por eso, primero vamos a recordar qué es un programa.

Platiquen en el aula sobre algunos programas que han hecho para realizar determinadas actividades en un día o en una semana. Díganle a su profesor que les cuente sobre el programa de actividades que realiza para ustedes; él se prepara, organiza sus horarios y actividades para trabajar en el aula. ¿Sabes todo lo que hace tu profesor? Coméntenlo y reflexionen sobre ello.

Dejemos más clara la idea de lo que implica realizar un programa. Recuerda que por ejemplo cuando vamos a hacer la tarea, planeamos nuestras actividades:

- Primero leemos qué nos han dejado hacer.
- Luego, cómo lo debemos hacer y buscamos los materiales y la información necesaria.
- Finalmente comprendemos para qué vamos a hacer esa tarea o para que nos va a servir.
- Y en seguida ¡La hacemos!

Hemos realizado nuestro plan para hacer la tarea. Cuando todo esto se escribe paso a paso y se organiza el tiempo, los materiales y las formas, estamos haciendo un programa.

Revisemos que dice mi diccionario...

Programa: planificación ordenada de las distintas partes o actividades que componen algo que se va a realizar.

Así, podemos planear nuestras acciones y mejorar nuestros resultados. Cuando nuestro estilo de vida es bueno y sano, hacer un programa es muy importante, ya que en él nos daremos cuenta si estamos haciendo las cosas de manera ordenada.

Nuestros hábitos deben ser buenos, ordenados y dirigidos hacia una meta. Un hábito es una actividad que acostumbras realizar como parte de tu estilo de vida. Nuestras actividades cotidianas en general son hábitos.

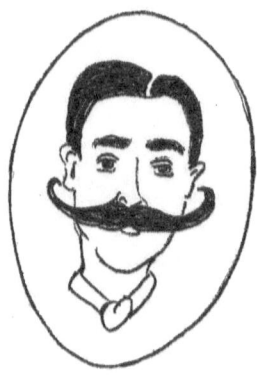

Sabías que... Pierre de Coubertin pensaba que: "Lo más importante no es ganar sino participar, lo esencial en la vida no es vencer sino luchar bien"...y para luchar bien hay que tener buenos hábitos.

¡Nos vemos en el siguiente tema!

Reafirmo mis conocimientos, desarrollo mis competencias

Escribe un programa para realizar un proyecto; Imagina que debes hacer una maqueta de tu escuela, es la tarea que te dejan un lunes y la debes entregar terminada el próximo viernes a las 14:00 hrs.

Organiza tus actividades:

Hora	Domingo	Lunes	Martes	Miércoles	Jueves	Viernes	Sábado
14 hrs.						ENTREGA	

Lección 14

Mi programa de ejercicios

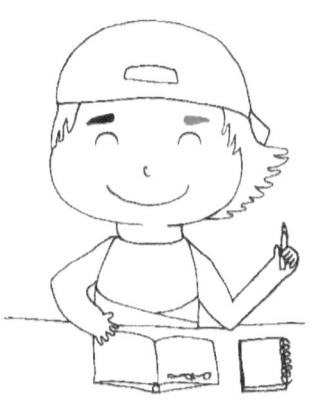

¡Hola! Soy Activin ¿me recuerdas? Ya nos vimos antes en esta aventura.

Como vamos a hacer un programa, empecemos por escribir aquí tus buenos hábitos, ellos nos ayudarán a hacer bien las cosas: _____

_____

Para implementar en tu vida buenos hábitos de ejercicio yo, Activin, te aconsejo lo siguiente:

Decide hacerlo y planea el
Ejercicio que realizarás.
Cuántos días a la semana lo harás.
Invitarás a alguien más?
Dónde lo realizarás?
En qué horario y por cuánto tiempo será?

Ya que tomaste esta decisión, comenta con tus compañeros de clase, que deporte o ejercicios te gustaría practicar cuando seas adulto y por qué. Luego completa lo siguiente:

"Mi deporte favorito es _____

Porque... _____

_____

Platica con algún familiar para que te ayude a planear y conseguir la meta. Anota en tu libreta de nutrición y salud, los días, la hora, el tiempo y el tipo de ejercicio que vas realizar y tendrás un programa, así será más fácil y con un poco de esfuerzo podrás llegar a la meta.

Sabías que...los grandes deportistas llevan un programa y deben realizarlo adecuadamente para alcanzar sus objetivos. Tú podrías llegar a ser un gran deportista, si llevas un programa, eres disciplinado y responsable

Reafirmo mis conocimientos, desarrollo mis competencias

Activin te presenta un ejemplo de lo que él hace en la semana, en las primeras líneas de este cuadro; cuando no hace ejercicio en la escuela, lo hace cerca de su casa y siempre lo acompaña su mamá o su abuelo que aún es muy fuerte.

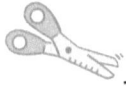

EL PLAN DE ACTIVIN PARA HACER EJERCICIO

EJERCICIO QUE REALIZARÉ: _____

EN DÓNDE LO HARÉ: _____

QUIÉN ME ACOMPAÑARÁ: _____

HORARIO	LUNES	MARTES	MIERCOLES	JUEVES	VIERNES	SÁBADO	DOMINGO
En las mañanas: 8:00	Educación física		Educación física			Caminata	Bici
En las tardes: 6:00		Futbol		Futbol			
En las mañanas _____							
En las tardes _____							

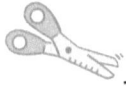

Lección 15

Mi programa de estilo de vida

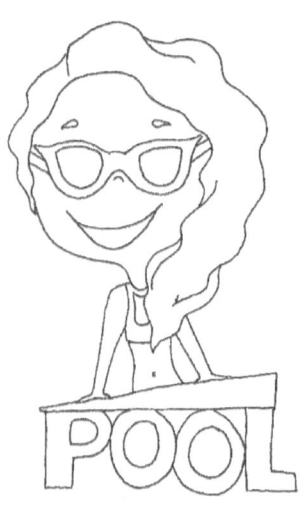 ¡Hola! Buen día, yo, Sanita me siento de maravilla, me levante temprano, hice ejercicio –me encanta nadar– y desayune bien; espero que tú también, recuerda que en tu país hay cosas muy buenas para consumir en el desayuno solo es cuestión de saber prepararlas adecuadamente. Por cierto, en Cuba acostumbran comer frijoles con arroz y plátano, eso es muy nutritivo. Saludos a nuestros amiguitos de Cuba.

Para implementar buenos hábitos de vida tienes que: elaborar una lista de tus hábitos de estilo de vida que llevas de lunes a viernes y fines de semana e identificar los buenos y los malos.

En vacaciones, como Sanita, puedes cambiar tus hábitos. Pero siempre trata de que sean buenos, porque ellos hablan bien de ti.

Lean en voz alta los siguientes hábitos y coménten si ustedes los realizan.

Hay que Levantarse temprano todos los días.
Antes que nada haz un poco de ejercicio.
Báñate siempre por la mañana.
Ingiere un desayuno ligero y nutritivo.
Temprano a la escuela debes llegar.
Observa lo bueno, practícalo.
Sobre todo haz bien tus tareas.

Como decía mi antiguo profesor: Debes tomar la decisión de que quieres ser mejor y estar dispuesto a cambiar los malos hábitos. ¡Ah! por cierto, te presento a mi antiguo profesor.

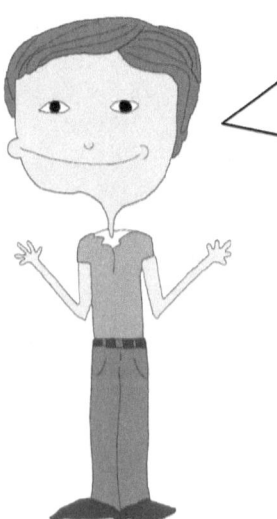

Hola, fui el profesor de Sanita, me da mucho gusto saber que lo que le enseñé lo aprendió tan bien que ahora no solo lo lleva a la práctica mi querida alumna, sino que además ustedes aprenden de ella. ¡Me siento orgulloso de ella!

En el siguiente cuadro he escrito mis hábitos de estilo de vida de lunes a viernes. Escribe los tuyos.

MIS HÁBITOS DE ESTILO DE VIDA	
HORA	**ACTIVIDAD**
6:00 am	Levantarme
6:00 a 6:15 am	Hacer ejercicios de estiramiento
6:15 a 6:30 am	Ordenar mi cuarto
6:30 a 6:45 am	Bañarme
6:45 a 7:00 am	Vestirme
7:00 a 7:15 am	Desayunar
7:15 am	Irme a la escuela
7:50 am	Entrada a la escuela
9:30 a 10:00 am	Almorzar (Lunch en la escuela)
2:10 pm	Salida de la escuela
3:00 a 3:30 pm	Comer
3:30 a 4:00 pm	Ayudar en mi casa
4:00 a 6:00 pm	Hacer mi Tarea
6:00 a 8:00 pm	Jugar ó practicar deporte
8:00 a 8:30 pm	Cenar con mi familia
8:30 pm	Asearme y lavarme los dientes
8:45 a 9:00 pm	Ordenar mis cosas y uniforme para mañana
9:00 pm	Dormirme

Reafirmo mis conocimientos, desarrollo mis competencias

Escribe, con la orientación de tu profesor(a), algunos de los hábitos de tu estilo de vida y para que te sirven:

Hábito 1: _____

Me sirve para: _____

Hábito 2: _____

Me sirve para: _____

Hábito 3: _____

Me sirve para: _____

Hábito 4: _____

Me sirve para: _____

Elabora con ayuda de algún familiar, tus hojas de estilo de vida, toma como ejemplo la de Sanita. En una hoja escribe lo que acostumbras hacer de lunes a viernes y en otra lo que haces sábados y domingos.

Pega tus hojas en un lugar visible en tu habitación y trata siempre de cumplir con tus buenos hábitos de estilo de vida. Ah! y por favor trae una copia a la escuela y coméntala con tu profesor y tus compañeros.

Lección 16

¿Qué has aprendido?

¡Felicidades! Ya concluiste otro módulo del curso, estoy segura de que has seguido los consejos y aplicado tus nuevos conocimientos, y eso te hará sentir cada vez mejor.

Ahora, es momento de reafirmar lo que has aprendido durante este módulo. Utiliza tu energía para pensar y responder bien.

1. ¿Recuerdas a "Los Nutrientes"? Escribe las tres funciones principales de nuestros amigos.

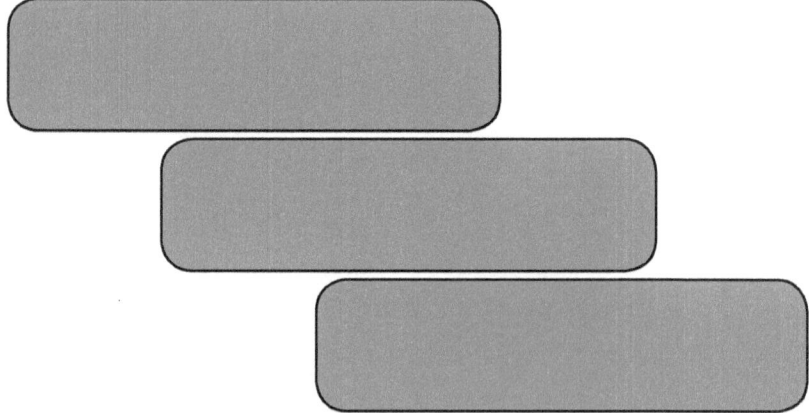

2. Ahora escribe el nombre de los tres nutrientes que nos aportan energía: _____, _____ y _____.

3. Escribe una lista de cinco alimentos que te aporten principalmente energía.

- _____
- _____
- _____
- _____
- _____

4. ¿En qué grupos de alimentos podemos encontrar a Vitaminita y a Mineralito? _____ y _____

5. Escribe sobre las líneas los consejos que necesita Rogelio para tener un buen estilo de vida.

"Rogelio es un niño que frecuentemente llega tarde a la escuela, dice que cuando se levanta y se baña se le hace tarde, por eso hay ocasiones que se baña hasta la noche, también a veces se le olvida hacer la tarea;

luego comenta que no la hizo porque ya era muy tarde y estaba muy cansado.

La maestra le ha recomendado que para mejorar su desempeño escolar debe seguir un _____ y para activarse todo el día le ha recomendado practicar _____."
Debe dormirse _____ y levantarse _____ para que siempre este a tiempo en la escuela.

TERCER MÓDULO

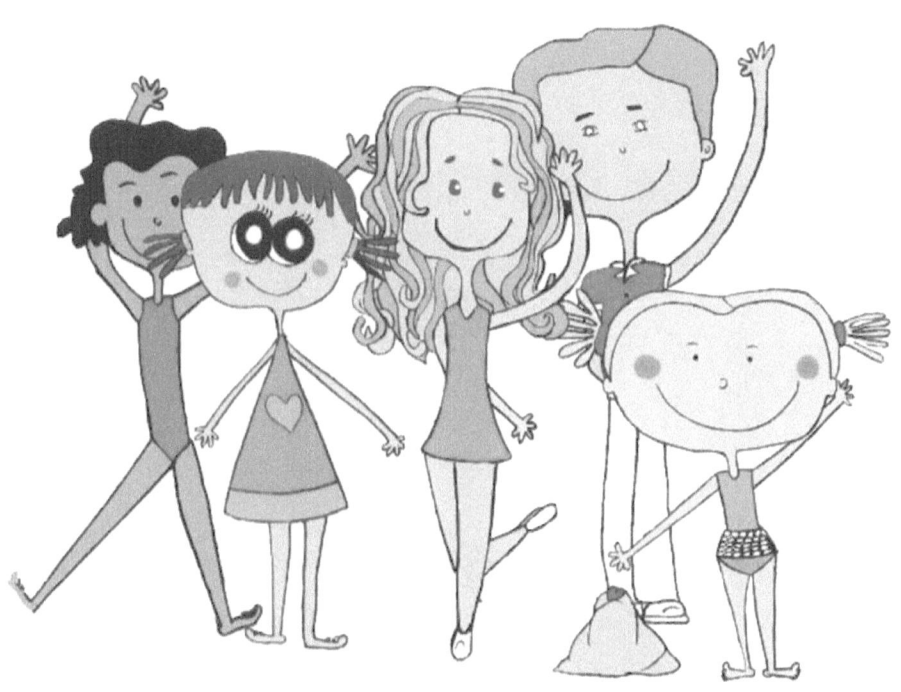

LOS NUTRIENTES
CALÓRICOS Y NO CALÓRICOS

Tema 5

Los Nutrientes Calóricos
(Carbohidratos, proteínas y grasas)

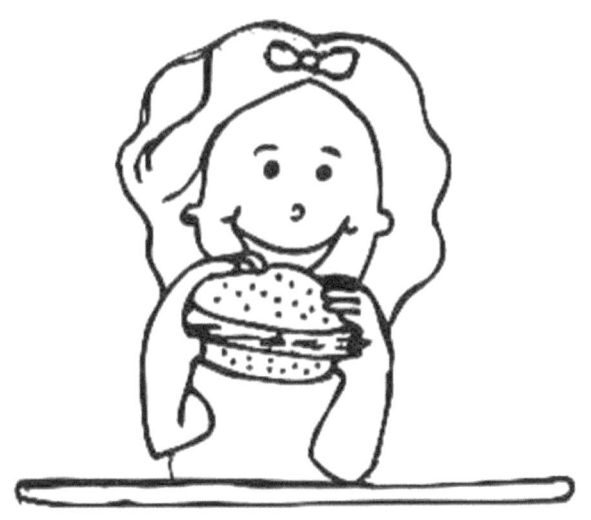

Objetivos: Que los niños y niñas analicen la clasificación de los nutrientes e identifiquen los nutrientes calóricos y las funciones que estos tienen en nuestro cuerpo, así como algunos de los alimentos en que se encuentran.

Lección 17

Definición de nutrientes calóricos y su clasificación

¡Qué gusto verlos! En esta clase definiremos a los nutrientes calóricos y analizaremos su clasificación.

¿Recuerdas que órganos intervienen en el proceso de la digestión? Dibujen el aparato digestivo en el pizarrón y escriban los nombres que corresponden a cada parte que lo compone.

La Aventura de los Nutrientes se desarrolla en los alimentos, al pasar por el tracto digestivo y realizar un viaje por los túneles de la vida, los cuales son arterias y capilares, mientras que las venas, son las que sacan los residuos.

Nuestros amigos "Los Nutrientes" pertenecen a dos familias diferentes, unos son de la familia de los calóricos y otros de los no calóricos. Es como si dijéramos que en la escuela hay maestros que dan clases de deportes y maestros que no dan clases de deportes. Ambos son muy importantes pero se dedican a diferentes actividades.

Así, entre nuestros amigos Los Nutrientes, hay unos que nos dan energía y se llaman calóricos y son Glucosita, Proteinita y Grasita y otros que no nos dan energía y se llaman no calóricos, ellos son Vitaminita y Mineralito.

Los nutrientes calóricos son llamados así porque producen calorías, estas son las que nos dan la energía para jugar, estudiar y hacer todas las actividades diarias.

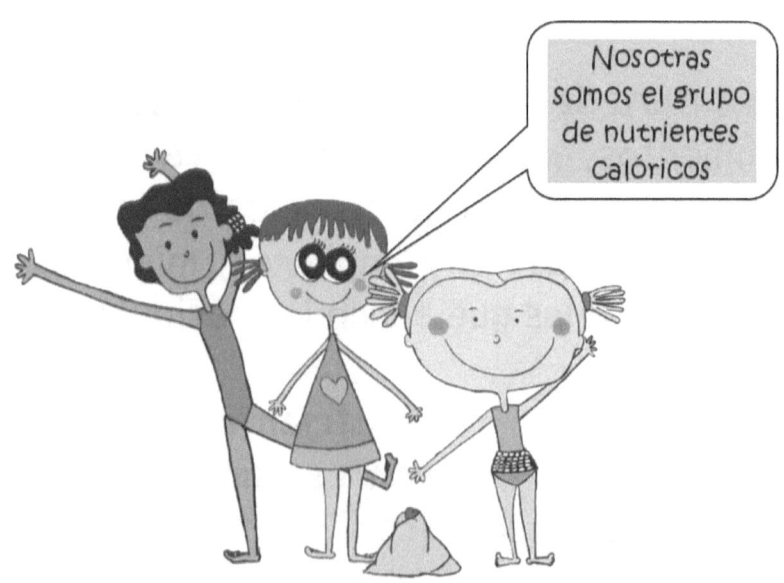

Los nutrientes no calóricos también son muy importantes pues regulan muchas de las actividades de nuestro cuerpo.

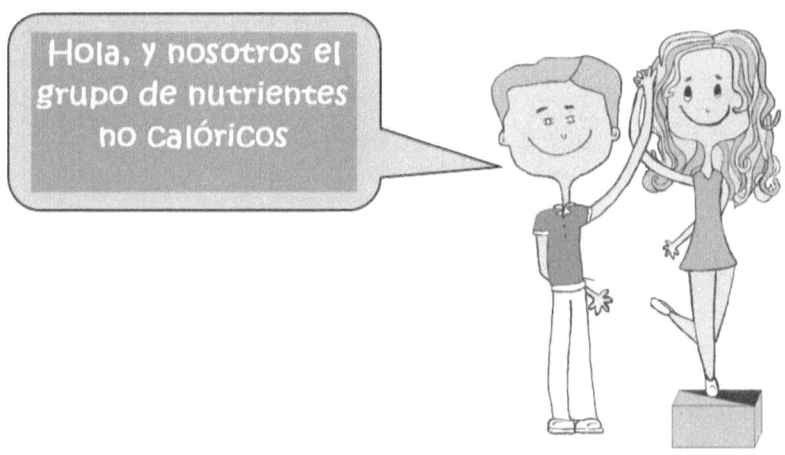

Vaya, esto sí que es bueno para nuestro bienestar. Nos vemos peques en la próxima lección. No dejen de estudiar lo que hemos visto hasta hoy.

Reafirmo mis conocimientos, desarrollo mis competencias

Suma las calorías que se recomienda obtener de los nutrientes no calóricos:

55 de Glucosita
30 de Grasita
<u>15 de Proteinita.</u>
_____ Calorías.

Relaciona los nutrientes calóricos y no calóricos con líneas de diferentes colores.

Glucosita

Vitaminita

Proteinita   Nutriente calórico

Mineralito

         Nutriente no calórico

Grasita

Lección 18

Los azúcares o carbohidratos

Hola amiguitos! hoy hablaremos de uno de los nutrientes calóricos, veremos cómo nos ayuda y en que alimentos lo podemos encontrar, acompáñenme, va a ser muy interesante; ¿Ya saben de quien estoy hablando? Sí, ella es Glucosita.

Amiguitos, piensen en qué alimentos conocen que contengan a Glucosita, es decir, azúcar. Platiquen sobre los alimentos que contienen azúcar que más les gusten. Realicen una lista de ellos en su cuaderno. Recuerden poner el título y escribir correctamente las palabras.

Glucosita nos da mucha energía ¿lo recuerdan? y lo hace muy rápido, ella nos proporciona una azúcar especial llamada Glucosa.

Glucosita tiene una familia muy grande llamada glúcidos. Los glúcidos son todos los azúcares y existen dos tipos, los simples y los complejos.

Los simples siempre tienen sabor dulce y los complejos no. A los simples los encontramos en los dulces, las mermeladas o jaleas y los pasteles o pastelillos. Y los complejos están en las pastas y papa, yuca y boniato, estos tres últimos crecen bajo el suelo y son verdaderamente agradables al paladar.

Cuando nos alimentamos bien, la mitad o más de nuestra energía la obtenemos de los alimentos que contienen a los glúcidos, es decir, a Glucosita y su familia.

Cada vez que consumas alimentos piensa que debes consumir a Glucosita y su familia, pero ten cuidado, no te excedas. Fue muy agradable estar contigo otra vez, nos vemos en la siguiente sesión de esta aventura. ¡Hasta pronto!

Reafirmo mis conocimientos, desarrollo mis competencias

Contesta lo siguiente:

1. Nombre de los nutrientes que producen calorías dentro de nuestro cuerpo

   _____

2. Nombre de la familia de Glucosita:

   _____

3. Alimento muy rico que crece por debajo del suelo, su nombre en inglés es potato:

   _____

4. Sabor que tienen los glúcidos simples:

   _____

5. Alimento hecho de alguna fruta, que untamos a los panes y que es muy dulce

   _____

Lección 19

Las grasas

Aunque a muchos pueden no gustarles las grasas, o al contrario, pueden encantarles, ahora aprenderemos sobre su importancia y la forma en que debemos comerlas. Aquí vamos...

¿Qué alimentos que conocen que contienen grasas? Hagan una lista y anoten en el pizarrón esos alimentos. Vayan revisando que las palabras estén bien escritas y apliquen las reglas ortográficas para hacer una lista.

Grasita es quien se encarga de darnos la tercera parte de la energía que necesita nuestro cuerpo. La función más importante que tiene Grasita es que guarda una gran cantidad de energía para que la utilicemos cuando haga falta, o sea, ella es quien reserva la energía, ¡es grandioso!

Las grasas nos dan la energía en forma de ácidos grasos, los cuales se almacenan y cuando es necesario se convertirán en glucosa o sea en energía.

Revisa la siguiente relación de alimentos. A Grasita la encuentras en:

✓ Leche
✓ Queso
✓ Huevos
✓ Carnes
✓ Aceites

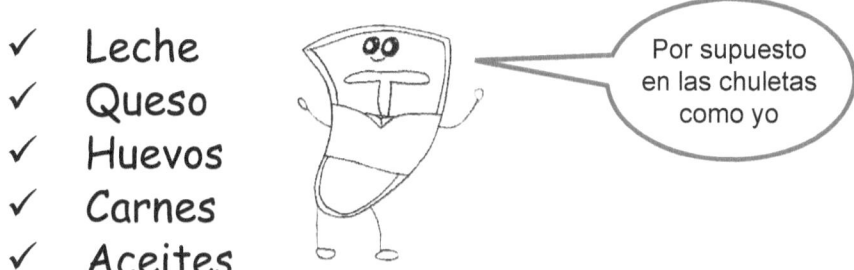

No olvides que como es muy importante que tengas reservas de energía, debes tomar leche o derivados lácteos todos los días, pero no te vayas a pasar de reservas, las grasas que se acumulan en gran cantidad hacen que no te sientas bien y podrían generar sobre peso en tu cuerpo, ten cuidado y administra bien tus reservas.

¡Hasta la vista, se despide de ti, Sanita!

Reafirmo mis conocimientos, desarrollo mis competencias

Toma como base la lista que elaboraron en el pizarrón y compleméntala. Escribe 10 oraciones en tu cuaderno. Realiza una comparación entre los alimentos que

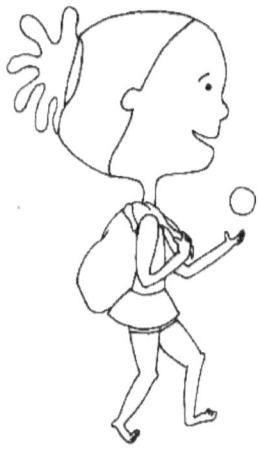

señalaron, por ejemplo: La mantequilla tiene <u>más</u> grasa <u>que</u> la leche pura.

Lección 20

Las proteínas

Hay alimentos que nos dan pocas energías pero tienen una labor muy importante en nuestro organismo, esas son las proteínas ¡Veamos!

¿Sabes cuáles son las proteínas? Busca un libro especializado en nutrición o una revista científica o si tienen acceso a la biblioteca digital, investiguen que son las proteínas y cuál es su función.

Comparen las diferentes definiciones de proteínas y escribe aquí que son y cuál es la función de las mismas: _____

_____

_____

_____

Ya viste en tu investigación que nuestra amiga Proteinita es la que nos da menos energía de todos los nutrientes calóricos, pero es porque tiene que usar toda la demás energía en la construcción de todas les células, órganos y músculos del cuerpo para que crezcas sano y fuerte.

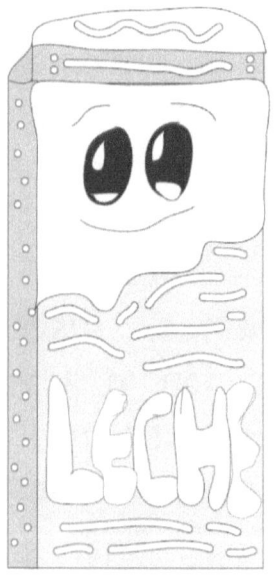

Las proteínas se encuentran en:

✓ Carnes de:
  o Pollo
  o Pescado
  o Res o cerdo
✓ También en:
  o Frijol
  o Huevo
  o Leche, etc.

Proteinita da la energía en forma de aminoácidos, por eso es importante que consumas carne, dale preferencia a las de pollo y pescado, ya que de ellas se liberan mejor las proteínas que necesita tu cuerpo. Los aminoácidos son fundamentales para la vida y la salud, son pequeñas moléculas que cuando se unen y combinan forman proteínas. Observa las imágenes de los aminoácidos y las proteínas.

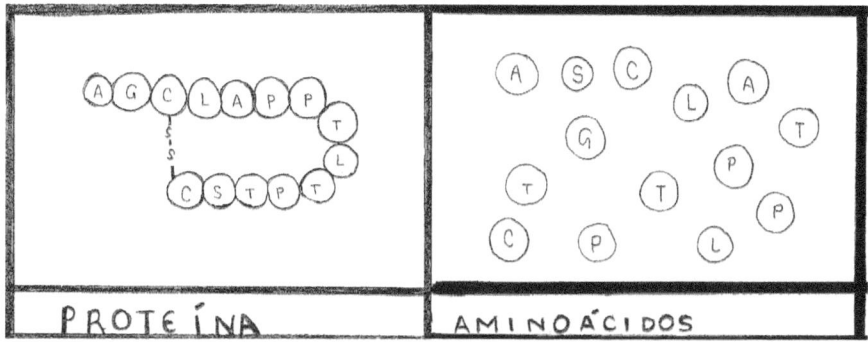

PROTEÍNA | AMINOÁCIDOS

Reafirmo mis conocimientos, desarrollo mis competencias

En México como en otras partes del mundo, hay una gran variedad de comidas que se elaboran con frijoles. El frijol es uno de los alimentos más completos del mundo y además contiene proteínas.

Escribe tres maneras diferentes en las que consumes frijoles, si no lo haces, es momento de empezar; pide a tus compañeros recetas para prepararlos y llévalas a casa.

¡Mmmm, qué ricos son los frijoles!

1. _____

2. _____

3. _____

Tema 6

Los Nutrientes No Calóricos

(Vitaminas, minerales, agua y fibra)

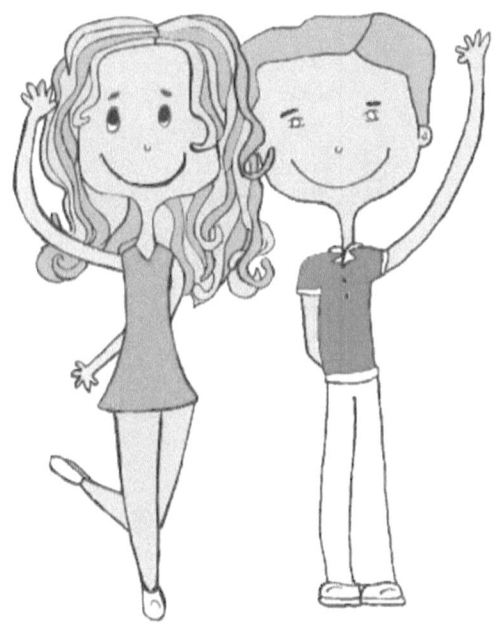

Objetivos: Que los alumnos identifiquen los nutrientes no calóricos como el agua y la fibra; así como las funciones que tienen en nuestro cuerpo, además de algunos de los alimentos en que se encuentran.

Lección 21

Las Vitaminas

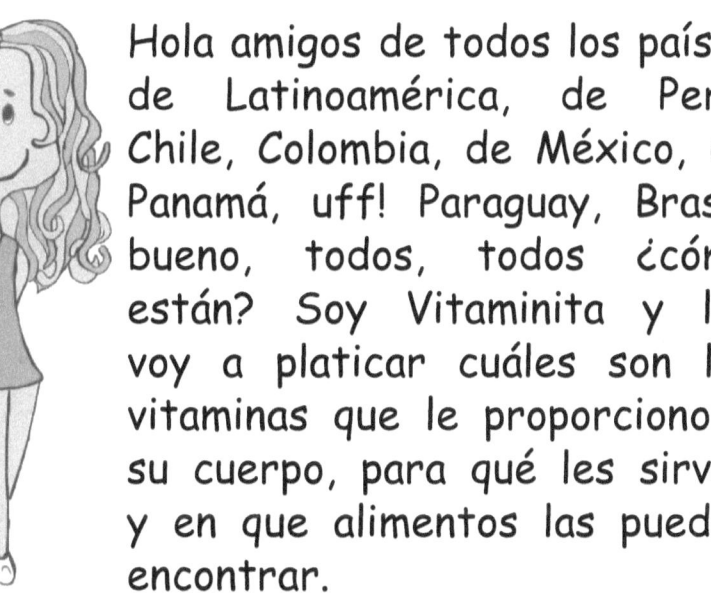

Hola amigos de todos los países de Latinoamérica, de Perú, Chile, Colombia, de México, de Panamá, uff! Paraguay, Brasil, bueno, todos, todos ¿cómo están? Soy Vitaminita y les voy a platicar cuáles son las vitaminas que le proporciono a su cuerpo, para qué les sirven y en que alimentos las pueden encontrar.

Pero antes, ¿recuerdas que ya viste el tema de las proteínas? Claro, fue la clase pasada. Comenten en el aula todo lo que recuerden para que puedan notar las diferencias con este nuevo tema, las vitaminas.

Con el apoyo de tu profesor manejen un juego donde todos participen y digan algo importante de las vitaminas. Por ejemplo el de la papa caliente que se conoce en México, donde se pasan una papa y hacen un comentario rápidamente a cerca del tema, sino se dice nada se pierde. Si no lo conocen apliquen uno similar.

Las vitaminas son de dos familias diferentes, podríamos decir que unas son la familia de mi papá y las otras de la familia de mi mamá, y tienen nombres un poco raros pero con el tiempo los vas a ir identificando, éstas son:

1. **Vitaminas Liposolubles**: Se llevan muy bien con grasita (a las grasitas los doctores les dicen lípidos) por eso se llaman liposolubles, lo que quiere decir que se juntan y se combinan con las grasas.
   Son las **vitaminas A. D. E y K.**

2. **Vitaminas Hidrosolubles**: A éstas les encanta estar en el agua, se la pasan nadando, vaya que deportistas (recuerda que "hidro" quiere decir agua).
   Son las **vitaminas B y C.**

¿Te diste cuenta?, las vitaminas tienen nombres de letras, ¿qué bonito verdad? **A, B, C, D, E y K**. ¿Ya te las aprendiste? ¡Muy bien!

¿Para qué nos sirven las vitaminas?

Vitamina A: es muy importante para nuestra visión, si hace falta esta vitamina puede haber ceguera nocturna o pérdida total de la vista. La encontramos en muchos vegetales, pero el que más contiene vitamina A es la zanahoria pero también la contienen la leche, el huevo y el hígado.

Vitamina B: es muy útil en la transmisión de nuestros nervios, su deficiencia causa debilidad muscular. La vitamina B se encuentra en muchos alimentos, pero puede ser destruida por la cocción de los mismos, por ello es importante que consumas verduras frescas ya que son una rica fuente de vitaminas B.

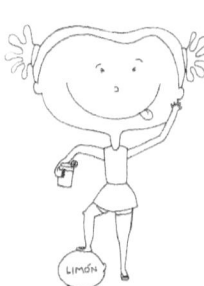

Vitamina C: ayuda a mantener sana tu piel. La vitamina C mejora tus defensas y evita que te de gripa. La encontramos principalmente en los cítricos como el limón y la naranja.

Vitamina D: esta te ayuda al crecimiento de los huesos, si hace falta vitamina D los niños no crecen bien y sus huesos son débiles. La vitamina D se produce en nuestro cuerpo, pero para ello necesitamos consumir un mineral muy importante que es el calcio, para ello debemos recibir sol en nuestra piel, así nuestro cuerpo producirá la vitamina D. El calcio lo encontramos principalmente en la leche y los huevos.

Vitamina E: Esta es muy importante para mantener activas nuestras defensas contra las bacterias, participa en el mantenimiento de nuestro sistema inmunológico.

Folatos: son otro grupo importante de vitaminas, de las cuales se deriva el ácido fólico, el cual es muy importante en las mujeres embarazadas, así los bebés que tienen dentro se desarrollarán normalmente.

Vitamina K: esta vitamina es muy importante para mantener bien tu sangre, y que te cierren las heridas, y también participa en la coagulación.

Definitivamente nos quedó clara la importancia de las vitaminas, ¿verdad?

Coloca la letra de la vitamina a la que nos referimos en las siguientes oraciones y completa lo que falta.

Esta vitamina es útil en la transmisión de nuestros nervios, su deficiencia causa _____ muscular. La vitamina _____ es importante para nuestra visión.
Esta vitamina ayuda en el crecimiento de los huesos es la vitamina _____
Para mantener bien tu sangre y que se cierren las heridas, es necesaria la vitamina _____
La vitamina _____ ayuda a mantener sana la _____, mejora tus defensas y evita que te de gripa.
Esta es muy importante para mantener activas nuestras _____ contra las bacterias, es la vitamina _____
Los _____ son un grupo importante de vitaminas, de las cuales se deriva el ácido fólico.

Lección 22

Los Minerales

Hola que tal chicos, nuevamente en clase muy contentos. Los voy a dejar con Mineralito para que les cuente que es lo que hace en nuestro cuerpo.

Hola amiguitos, veo que están aprendiendo mucho sobre la buena nutrición,

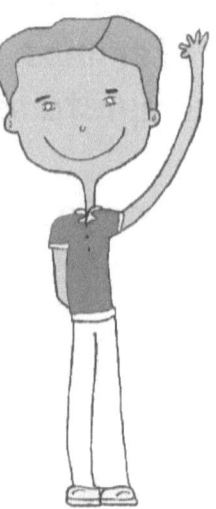

Seguramente ya saben que los minerales, cumplen funciones muy importantes en nuestro cuerpo. Comenten algunas de ellas en la clase antes de iniciar el tema.

Al igual que las vitaminas se requieren en pequeñas cantidades, pero son de gran importancia

Se clasifican en:

Los que necesitamos en mayor cantidad: Calcio, fósforo, potasio, hierro, magnesio, sodio.

Los que necesitamos en cantidades muy pequeñas (menos de 20 mg/día): zinc, cromo, cobre flúor, selenio y yodo.

Todos ellos viven en el suelo en forma de sales, y las plantas que comemos los toman de él; y así, cuando nosotros comemos vegetales, es como llegan las sales minerales a nuestro organismo.

Otra forma de obtenerlos es tomando agua, ya que algunos de ellos se encuentran en ella. Cada uno de ellos tiene un trabajo muy importante, por ejemplo:

El 99% del calcio que tenemos se encuentra formando los huesos y los dientes, hay un poco en los músculos y en la sangre. También regula los latidos del corazón y la conducción de los nervios.

El hierro es importante en el transporte del oxígeno que respiramos. Participa en la formación de la sangre.

El potasio, en cambio, mantiene el equilibrio de los líquidos en el organismo, previene los calambres musculares, regula el ritmo del corazón. Lo podemos encontrar en las bananas (plátanos) y en el aguacate (palta).

El sodio regula el equilibrio de los líquidos dentro de nuestro cuerpo. Y participan también en la regulación de la presión arterial.

El magnesio se encuentra en los huesos, en la sangre y en los músculos,

Y lo más importante es que trabajan en equipo, junto con los otros nutrientes, para que todo funcione bien.

Bueno, creo que por hoy ya te he contado bastante de mi equipo de trabajo, espero que tú también hagas un buen equipo en tu grupo escolar, haz tu máximo esfuerzo para que esto sea real, por ahora me despido, seguiremos por este viaje tan interesante. ¡Hasta pronto!

Lección 23

El agua y la fibra

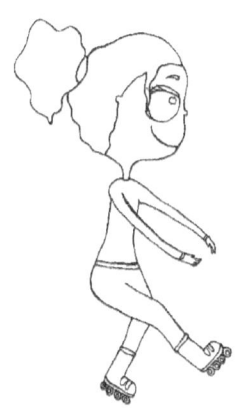

Excelente día para todos mis amigos, soy Sanita, regrese para hablarles sobre el agua y la fibra ¿están listos?

En la comunidad donde vives hay muchos alimentos ricos en fibra; con el apoyo del profesor, elaboren una relación en el pizarrón de los que son originarios de tu comunidad y de otros que se importan de otros lugares.

El agua y la fibra no son nutrientes pero son muy importantes para que los nutrientes puedan entrar a nuestro cuerpo y llegar a todas nuestras células. Eso es fundamental.

El agua es necesaria para vivir, para estar sano, hidrata nuestra piel y por supuesto hace líquida nuestra sangre para que se puedan transportar en ella nuestros amigos "Los Nutrientes".

El agua es un elemento necesario para la digestión, la respiración y todas las funciones de nuestro cuerpo. Por ello es importante tomar todos los días agua, y lo mejor es que sea agua natural. Incluye en tus hábitos tomar dos o tres vasos de agua natural al día, te sentirás mejor.

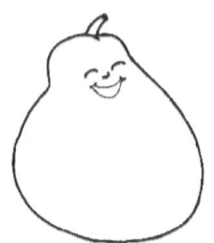 La fibra es la que permite que nuestra digestión sea adecuada; participa en la formación del bolo alimenticio y en la absorción de los nutrientes", además la fibra es la que forma las heces a través de las cuales nuestro cuerpo elimina los desechos que resultan de su metabolismo. Las frutas y verduras son ricas en fibras.

Sé que de ahora en adelante te preocuparás por tomar agua y comer alimentos con fibra

¡para estar sano! Nos vemos amiguitos. Se despide Sanita.

Reafirmo mis conocimientos, desarrollo mis competencias

De acuerdo al ejercicio que haces en tu escuela y con tu familia, qué debes consumir para mantenerte sano. Escríbelo enseguida.

_____

_____

Lección 24

¿Qué has aprendido?

Vamos a ver que aprendimos en las lecciones anteriores. Concéntrate y responde lo siguiente:

1. ¿Por qué se le llama a los nutrientes calóricos y no calóricos? _____

_____

_____

2. Escribe el nombre de los nutrientes según la clasificación que se muestra.

NUTRIENTES

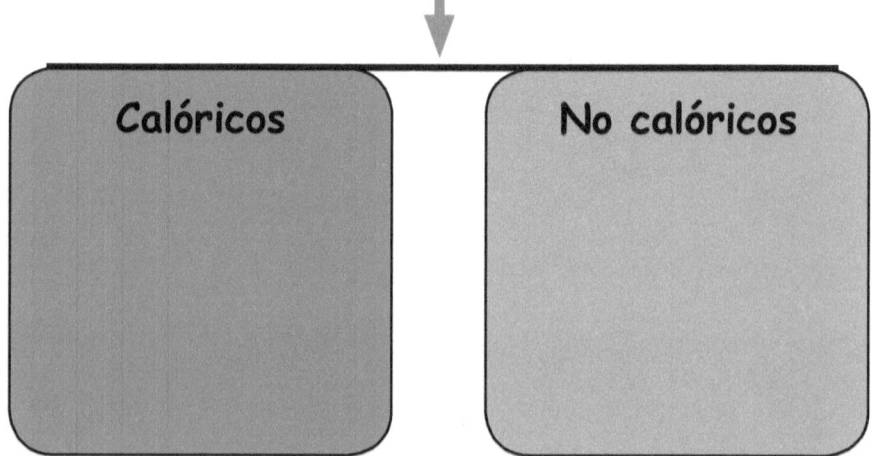

Calóricos	No calóricos

3. ¿Cuál es el trabajo que realizan los carbohidratos dentro de nuestro cuerpo?

_____

_____

4. Escribe dos ejemplos de alimentos que nos aporten principalmente proteínas.

_____ y _____

5. ¿Qué sucede si una persona deja de consumir vitaminas y minerales? _____

_____

_____

6. Escribe una recomendación para nutrirte bien según las imágenes que ves aquí:

_____

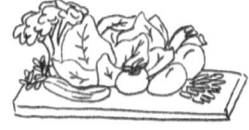

_____

7. Escribe el nombre de tres vitaminas y dos minerales importantes para nuestra salud.

Vitaminas: _____, _____ y _____.

Minerales: _____ y _____.

8. Explica por qué comer muchos alimentos que contengan grasa no es bueno para tu organismo.

¡Haz terminado! ¡Bien hecho!

CUARTO MÓDULO

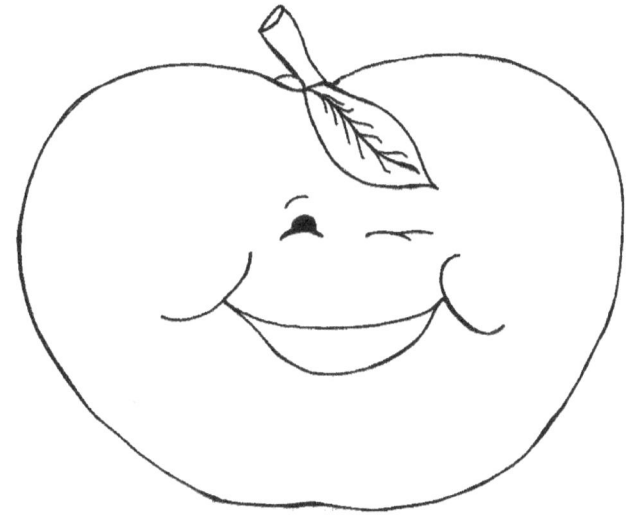

LOS GRUPOS DE ALIMENTOS

Tema 7

Frutas, verduras, cereales, pastas, lácteos y derivados

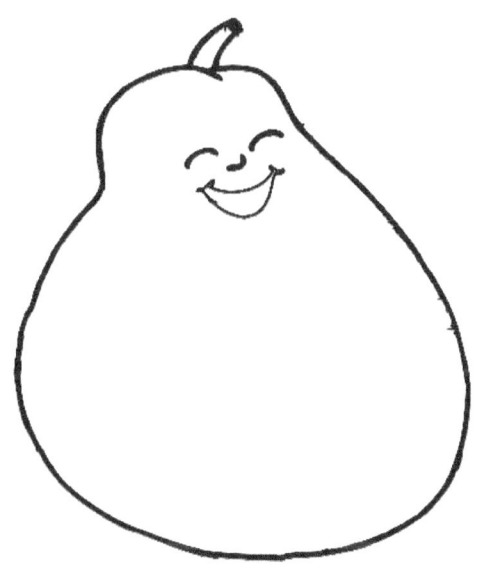

Objetivos: Que nuestros alumnos reconozcan la clasificación de los grupos de alimentos e identifiquen los alimentos de los grupos de frutas, verduras, cereales, pastas, lácteos y derivados, así como algunas de las características de cada uno de ellos.

Lección 25

Los grupos de alimentos

Iniciamos una nueva lección. Yo Sanita, espero que continúes prestando mucha atención a nuestro Curso de Nutrición.

Comenta con tus compañeros lo que aprendieron a cerca del agua. Recuerden pedir la palabra a su profesor y guardar silencio cuando otro compañero hable, es importante escuchar a los demás.

Los alimentos se clasifican en grupos y cada grupo tiene un color, de esta forma es más fácil identificar los nutrientes que contienen.

Veamos, los grupos de alimentos son:

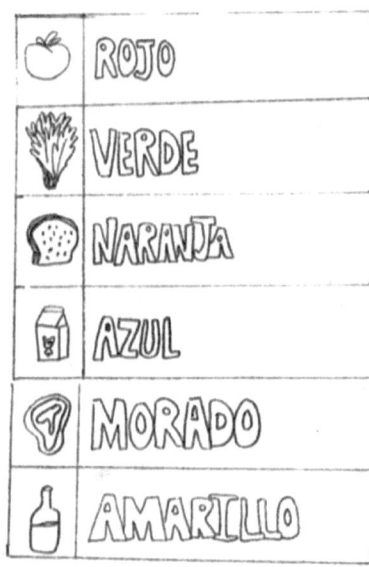

Las frutas.

Las verduras

Los cereales y pastas

Los lácteos y derivados

Las carnes y sustitutos

Los aceites y grasas.

También hay algunos alimentos que tienen muy poco o ningún valor nutritivo, o sea que casi no tienen nutrientes, estos debes evitar comerlos.

Debes aprender a elegir y reconocer por que otros puedes sustituirlos y que te darán más nutrientes. En cada país hay una gran variedad de alimentos que pueden cubrir hasta los antojos, por ejemplo: Los cacahuates, las semillas de calabaza y otros vegetales, algunos insectos o verduras, estos se preparan en diferentes formas con sal, chile, combinaciones en agridulce, etc.

Observen bien el siguiente cuadro e identifiquen aquellos alimentos que ustedes ya conocen.

LOS GRUPOS DE ALIMENTOS		
NOMBRE	color	EJEMPLOS
Las frutas	rojo	Naranja, manzana, sandía, Pera, guayaba y melón.
Las verduras	Verde	Lechuga, col y coliflor,
Los cereales y pastas	Naranja	Arroz, trigo, pan, tortilla, espagueti y macarrón
Los lácteos y derivados	Azul	Leche, queso, yogurt, crema y mantequilla
Las carnes y sustitutos	Morado	Pollo, pescado, res, cerdo, soya, borrego y pavo.
Las grasas y aceites	Amarillo	Aceite de oliva, de maíz, de girasol y de soya.

Los grupos de alimentos que estudiaremos la próxima clase serán el de los vegetales y las frutas ¡Así que no faltes!

Reafirmo mis conocimientos, desarrollo mis competencias

Rellena el espacio del color del grupo al que corresponde el alimento mencionado.

Mango	Queso
Sandía	Leche
Pepino	Pollo
Rábano	Pavo
Trigo	Aceite de oliva
Arroz	Aceite de maíz
Coliflor	Yogurt

Lección 26

Los vegetales y las frutas

Hola ¿cómo están todos? Hoy tocaremos un tema que me gusta mucho, espero que a ti también porque las frutas y los vegetales son muy ricos.

Elaboren en clase una lista de los vegetales más importantes del país en el que viven, luego, una lista de los de su comunidad. Menciona por lo menos diez de cada uno. Al concluir, con el apoyo de su profesor, comparen sus listas con las de sus compañeros y agreguen los que no tengan.

Los vegetales son nuestra principal fuente de fibra y también contienen minerales y vitaminas, además tienen glucosa, aunque en menor cantidad que las frutas.

Los vegetales son los alimentos que más benefician la salud, por ello debes consumirlos todos los días, incluyendo un poco en el almuerzo y una buena cantidad en la comida, considera que mejoran tu digestión por su alto contenido en fibra.

Como has visto en tu clase de ciencias, los vegetales son todos aquellos alimentos que no son de origen animal, existen en una gran variedad y hay muchas formas de clasificarlos.

Como eres muy listo, supongo que ya habrás notado que hay vegetales que crecen dentro de la tierra y se llaman tubérculos, como la zanahoria, la papa o el camote, y hay vegetales que crecen fuera de la tierra como el tomate, la lechuga, las calabacitas y entre otros.

Hay un grupo aparte de vegetales muy abundante que es el que se da en granos o semillas, estos son muy especiales porque forman parte de la alimentación básica en muchos lugares del mundo, como el trigo.

Las frutas nos otorgan vitaminas, minerales, glucosa y fibra. Por ello debemos comer tres o más frutas todos los días; es mejor comer la fruta completa y no en jugo porque también nos dan fibra.

Las frutas no contienen grasas ni proteínas, por lo que para obtener estos nutrientes debemos consumir otros alimentos.

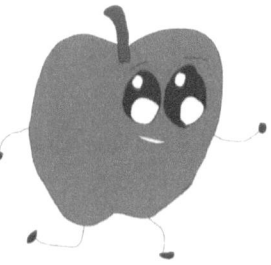

Reafirmo mis conocimientos, desarrollo mis competencias

Elaboren una lista en orden alfabético en el pizarrón de los vegetales que más les gustan, y expliquen por qué. Luego, dibuja vegetales que se cosechan dentro de la tierra y otros fuera de la tierra.

VEGETALES QUE CRECEN DENTRO DE LA TIERRA	VEGETALES QUE CRECEN FUERA DE LA TIERRA

Lección 27

Los cereales y las pastas
GRANOS Y SEMILLAS

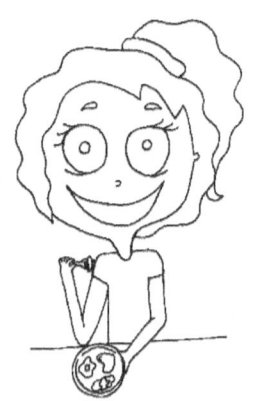

Qué son los cereales y lo importantes que son en nuestra alimentación. Vamos a ver...

En el último tema que nos vimos nos referimos a que hay países en los que las semillas son la base de la alimentación. Investiguen en las enciclopedias, que países tienen como base los cereales y cómo los consumen. Lean los datos en voz alta frente al grupo y comenten los datos.

Los cereales constituyen un grupo de plantas, las cuales se caracterizan o distinguen porque la semilla y el fruto son prácticamente una misma cosa. Los granos o semillas se emplean para la alimentación humana, generalmente molidos en forma de harina.

¿Conoces el maíz?, este un ejemplo de cereal y es muy importante en países como México y Perú, ya que, desde tiempos antiguos, eran muy apreciados por los mexicas e incas (imperios indígenas de América) por sus nutrientes y propiedades, hasta el punto que los consideraban alimentos sagrados. En la actualidad las tortillas son la base de la alimentación mexicana.

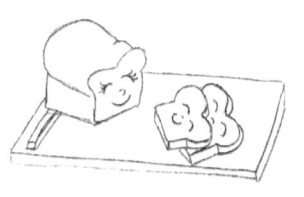 Otros ejemplos de cereales son el arroz y el trigo, en muchos países son considerados un alimento básico, debido a sus múltiples nutrientes y a su fibra.

Consumir cereales en tu dieta alimenticia, ayudará a darte mucha energía durante todo el día, muchos tipos de panes se hacen a base de trigo y te gustará consumirlos.

Las pastas

Son alimentos preparados con una masa cuyo ingrediente básico es la harina de trigo. Estas también son consumidas en muchas partes del mundo, algunas de esas pastas son: el espagueti, el macarrón y las conocidas pastas italianas en sus variantes.

En las pastas se encuentran nuestros amigos "Los Nutrientes": Glucosita, Proteinita, Grasita, Vitaminita y Mineralito, y esto nos indica que también es un alimento que debes consumir.

Reafirmo mis conocimientos, desarrollo mis competencias

Investiga sobre los orígenes del maíz, registra datos curiosos sobre este importante cereal y escríbelo en el siguiente espacio. Recuerda escribir títulos, subtítulos, no olvides los acentos y utiliza los signos de puntuación.

_____

_____

_____

_____

_____

Lección 28

Los lácteos y sus derivados

Hola, hoy hablaremos de los lácteos y sus derivados. ¡Comencemos!

Comenten en grupo que son los lácteos, ustedes ya saben sobre el tema. Luego, en binas realicen una lista de los derivados de la leche. Pasen al frente y comparen sus listas. Finalmente hagan una general y escríbanlas en sus cuadernos.

Se denomina lácteo a un grupo de alimentos que incluyen leche y como ya comentaron la leche pues proviene de las vacas y sus derivados son: la crema, el yogurt, los quesos y la mantequilla. La crema concentra las grasas de la leche y en mayor cantidad aún, la mantequilla.

La leche es el más completo y equilibrado de los alimentos, es un excelente alimento a cualquier edad.

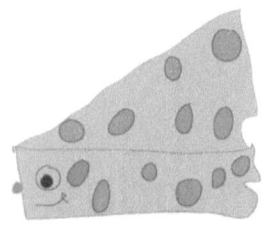 El queso es un alimento muy importante en nuestra dieta, ya sea consumido al natural o como parte de infinidad de platillos. Es un buen estimulante de la digestión y facilita la asimilación de grasas y carbohidratos.

En todas partes del mundo, cada vez hay más variedad de quesos, debido a la influencia de la cocina internacional, además, los quesos como bien sabes, no solo se elaboran de la leche de las vacas, también hay quesos de leche de cabra.

Los productos lácteos te proporcionan calcio, si recuerdas, el calcio es un mineral y este ayuda a que huesos y dientes estén fuertes, pero también te proporcionan vitaminas y proteínas.

Me encanta el queso de mi tierra, ¿Y a ti, te gusta el de tu comunidad? Nos vemos en la siguiente parada que será la lección de cereales.

Para estar sano y poder realizar todas nuestras actividades diarias y hasta nuestros sueños, es necesaria una buena alimentación.

Reafirmo mis conocimientos, desarrollo mis competencias

Realiza una lista de los lácteos que se elaboran en diferentes partes de tu estado o provincia y en comunidades que conozcas. Pregúntales a tus familiares y amigos para que la completes.

1._____   4._____

2._____   5._____

3._____   6._____

Ilumina los siguientes derivados lácteos

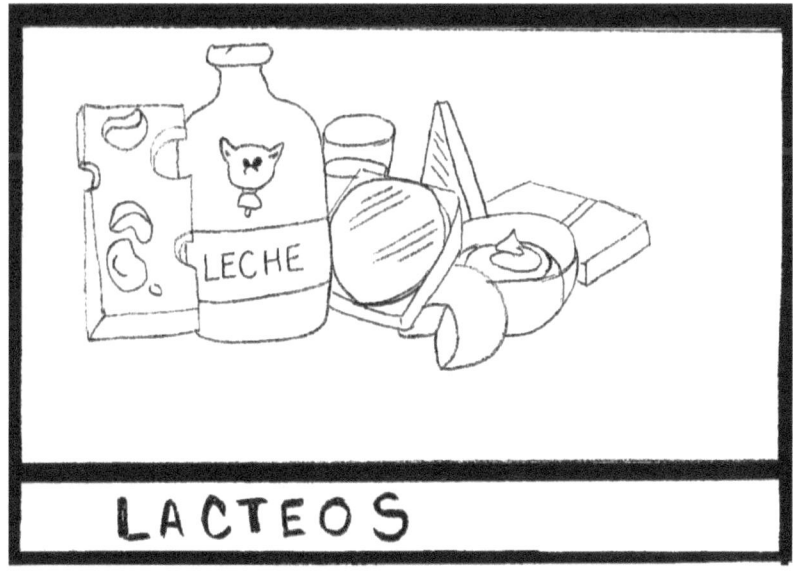

Tema 8

Carnes, derivados y sustitutos.
Aceites y grasas

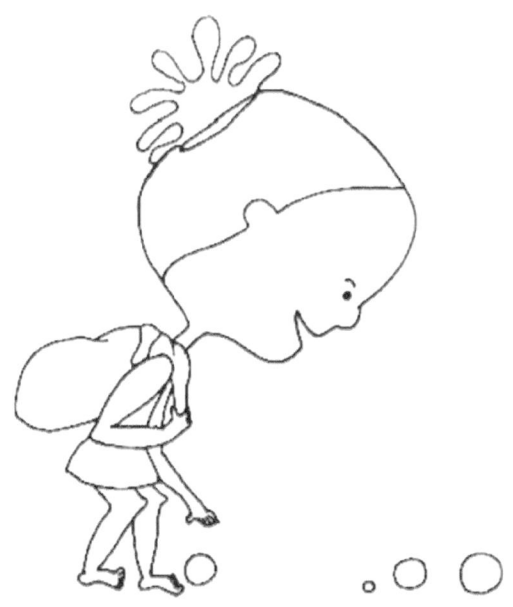

Objetivos: Que los chicos identifiquen los alimentos pertenecientes a los grupos de carnes, derivados y sustitutos, aceites y grasas, así como algunas de las características de cada uno de ellos.

Lección 29

Las carnes blancas y las carnes rojas

¿Sabías que hay diferentes tipos de carnes? Seguramente todos ustedes mis amiguitos conocen las carnes y las consumen cotidianamente.

Escriban en el pizarrón los diferentes tipos de carnes que conozcan, participen en orden. Comenten sobre lo que saben a cerca de las mismas considerando también como llegan a su ciudad o comunidad.

La carne es el alimento que tiene más proteínas que todos, y también tiene grasas, algunos minerales y vitaminas, pero no tiene glucosa. Hay dos grupos de carnes, unas son las carnes blancas y otras son las carnes rojas.

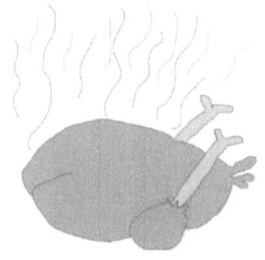 Las carnes blancas son las carnes de las aves y de los pescados. En general tienen muchas proteínas y pocas grasas, son fáciles de masticar y de digerir.

Las carnes blancas que más se comen en México son: El pollo, el pavo y los pescados.

Se recomienda comer más carnes blancas que carnes rojas, ya que no contienen muchas grasas, las debes comer cuatro o más veces a la semana, las puedes acompañar con vegetales.

¿Cuáles son las carnes rojas? Las carnes rojas que más se consumen en México son la carne de res y la de cerdo (la de res es la que se obtiene de las vacas y los toros). Las carnes de chivo y borrego también son carnes rojas.

Las carnes rojas en general tienen más grasa y son más difíciles de digerir. Se recomienda comer carnes rojas dos o tres veces a la semana, aunque esto puede ser diferente en algunas personas.

Las carnes contienen muchas proteínas,
pocos minerales y vitaminas,
no contienen glucosa.

El consumo de carnes contribuye a mantenerte en buen estado de salud, ayuda mucho al crecimiento, previene el desarrollo de enfermedades como la anemia y la desnutrición.

Reafirmo mis conocimientos, desarrollo mis competencias

Escribe a qué tipo de carne pertenecen los siguientes ejemplos:

¿Cuál carne es tu favorita? _____

¿Qué nutrientes aportan las carnes? _____

_____

_____

Lección 30

Los derivados y los sustitutos de la carne

Aquí estamos nuevamente y continuaremos estudiando sobre los beneficios que nos da nuestra amiga Proteinita.

Comenten en clase sobre lo que saben de los sustitutos de la carne. En muchos lugares del mundo las personas obtienen las proteínas de los insectos, ustedes cuáles conocen.

Las proteínas se encuentran en las carnes, tienen un agradable sabor para la mayoría de las personas; sin embargo, no es bueno consumirlas en grandes cantidades y por eso hay que buscar opciones diferentes para poder obtener Proteinitas.

La carne puede sustituirse con legumbres, cereales, soya o diversos productos elaborados a partir de esta última. Las lentejas, garbanzos, chícharos o judías son legumbres y pueden sustituir a las carnes en muchos platillos preparados como sopas y estofados.

SUSTITUTOS DE LA CARNE:

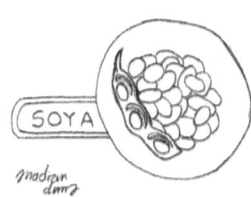

La soya es un excelente sustituto de la carne ya que no tiene colesterol y grasas saturadas, es considerado uno de los alimentos más importantes del mundo.

Actualmente podrás encontrar una gran variedad de productos hechos a base de soya como la leche, hamburguesas, jugos, aceite, galletas, quesos y cereales, entre otros.

¡Mmmmh! cuántas opciones. Intentemos probar alguna y lo comentaremos en la siguiente sesión.

Reafirmo mis conocimientos, desarrollo mis competencias

Escribe una relación de 10 alimentos con los cuales se sustituye la carne:

_____

_____

_____

_____

Lección 31

Los aceites y las grasas
¿Qué son las grasas y aceites?

Hola, soy Sanita, y te presento a Grasita, ella
te guiará en esta lección.

Vayan a la biblioteca de la escuela y
busquen en un libro de ciencias, qué son las
grasas y con la guía de tu profesor realicen un
resumen de lo investigado.

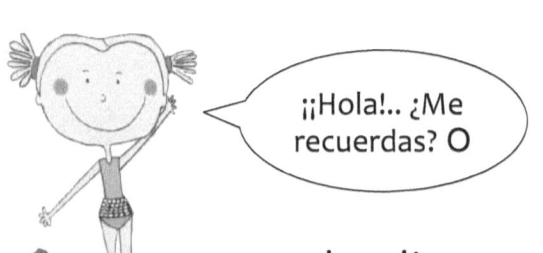

¡¡Hola!.. ¿Me recuerdas? O

Soy grasita,
y contengo
nutrientes muy
importantes
para la alimentación, las grasitas
son la principal forma de que
nuestro cuerpo almacene la energía. Pero, si
comemos grasas en exceso, el incremento
en el almacén de energía puede producir
enfermedades como la obesidad y muchas más.

Las grasas son los alimentos que contienen mayor cantidad de grasitas, y se dividen en dos grupos.

Grasas saturadas: Son sólidas, como por ejemplo la manteca. (No se recomienda su consumo porque provoca enfermedades) mejor, no comas grasas saturadas.

Grasa insaturadas: Son líquidas, como los aceites.

Los aceites contienen muchas grasas. Por eso se deben consumir en pequeñas cantidades, recuerda que el exceso de Grasita puede hacerte subir de peso y perjudicar tu salud.

El consumo de grasas en exceso puede producir enfermedades del corazón. Dale preferencia a la carne "sin gordito", y es consume mejor alimentos asados y no fritos.

Un buen hábito de alimentación es usar aceite de olivo en las ensaladas de vegetales como condimento, así como consumir pescado que tiene una Grasita muy especial que se llama omega 3 y es muy buena para tu salud.

Hay alimentos ricos en grasas que por su sabor y olor agradables se nos antoja comer en cantidades abundantes, ¡cuidado! pueden hacerte daño.

Alimentos como los aceites, mantequillas, margarinas, mayonesas, huevo, leche entera y muchos otros son alimentos que debemos consumir con moderación. Evita las comidas rápidas y fritas como las hamburguesas con papas y las frituras de harina.

Me despido de ti y recuerda que Grasita es un buen alimento en una cantidad adecuada.

Reafirmo mis competencias, desarrollo mis habilidades

Observa las siguientes imágenes y encierra los alimentos que sean ricos en grasas, dibuja un lado una carita feliz si es un alimento recomendado, y si no lo es, dibuja una carita triste.

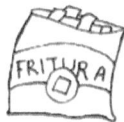

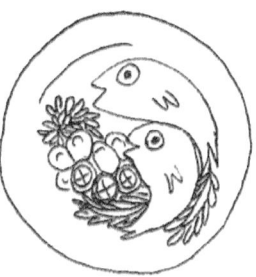

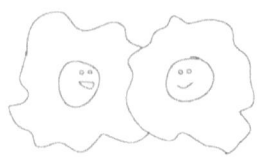

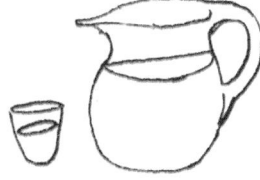

Lección 32

¿Qué has aprendido?

Bien, me imagino que te ha gustado saber más sobre los grupos de alimentos. A mí, Sanita, me ha encantado, por eso ahora te propongo que respondas lo siguiente:

1. Escribe cuántos y cuáles grupos de alimentos hay:

2. Escribe o dibuja dos ejemplos de alimentos que nos proporcionan vitaminas y minerales.

3. Encierra los alimentos que nos aportan energía, son muy agradables al gusto y pertenecen al grupo de los cereales.

ARROZ	COL	PASTELES	PAPAS
	TRIGO	MAÍZ	BERENJENAS
FRIJOLES	AVENA	MANZANAS	

4. Las pastas para sopas, espaguetis y lasañas se elaboran con cereales y nos aportan: _____

5. Escribe el nombre de tres productos derivados de la leche de vaca:
   ➤ _____

   ➤ _____

   ➤ _____

6. Contesta, ¿Por qué es importante comer carne?_____
   _____
   _____

7. La soya, los frijoles y las lentejas ¿Podrán sustituir a las carnes?_____
¿Por qué? _____
_____
_____

8. ¿Cuál es la diferencia entre una grasa y un aceite?_____
_____
_____
_____

9. Escribe o dibuja una recomendación a tus amigos, respecto al consumo de grasas en los alimentos.

10. Ahora escribe un menú para una comida con al menos tres grupos de alimentos.

Platillo del día:

¡Hemos terminado, felicidades!

QUINTO MÓDULO

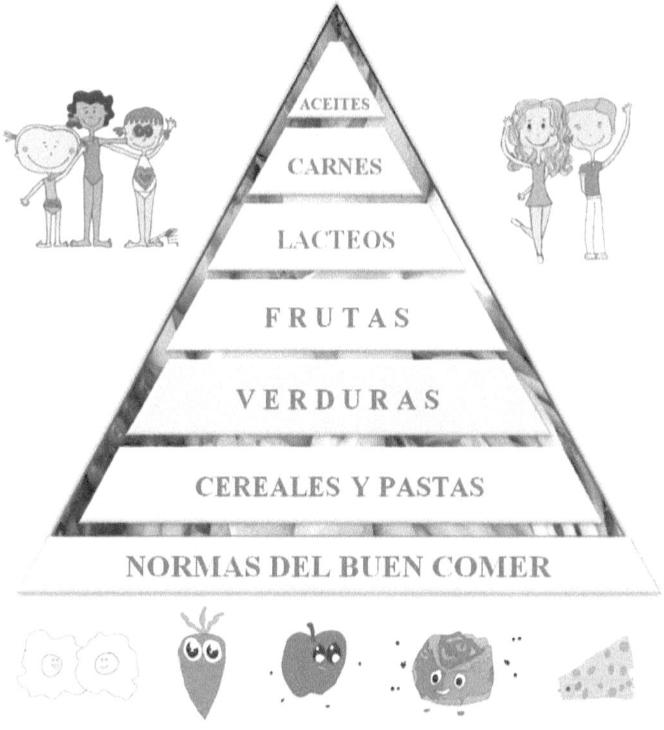
ACEITES
CARNES
LACTEOS
FRUTAS
VERDURAS
CEREALES Y PASTAS
NORMAS DEL BUEN COMER

MI PIRÁMIDE DE ALIMENTACIÓN, EJERCICIO Y ESTILO DE VIDA

Tema 9

Construyendo mi pirámide de alimentación, ejercicio y estilo de vida

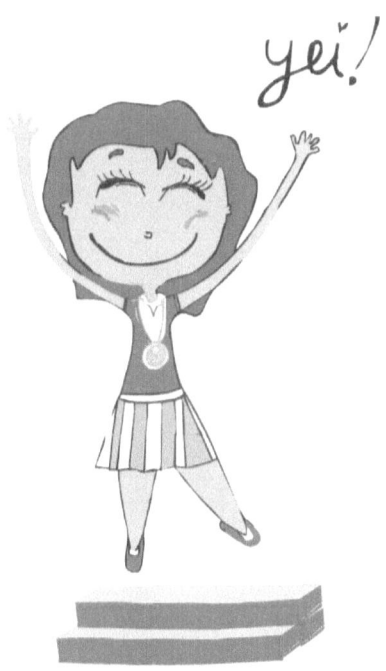

Objetivo: Que los niños y las niñas conozcan porque usamos las pirámides en nutrición, construyan sus pirámides de alimentación, actividad física y estilo de vida. Reflexionen sobre lo aprendido en este curso.

Lección 33

Aprendiendo a construir una pirámide

Hola amiguito, esta clase la iniciaremos con algunas preguntas. ¿Sabes cómo son las pirámides? ¿sobre qué pirámides has escuchado?

Comenten en el aula que pirámides conocen y señalen las diferencias que tienen. Hablen de sus tamaños y de por qué creen ustedes que nuestros ancestros construyeron pirámides.

Ahora nosotros nos preparamos para construir una pirámide que incluye varios elementos que nos serán muy útiles para estar sanos.

¿Cómo se construye una pirámide? Se debe empezar por la base y en general la base es más grande, conforme va creciendo se va volviendo más chico el perímetro de la pirámide.

Por eso en nutrición y salud la utilizamos como ejemplo para ordenar las cosas que hacemos en nuestra vida, como son el comer y el tener un buen estilo de vida. De esta manera, ponemos en la base lo que más necesitamos hacer o comer para mantener un buen estado de salud.

Existen muchas pirámides de alimentación ya que casi todos los países del mundo las han construido; si buscas en internet podrás encontrar cientos de pirámides diferentes. Aunque si las observas con atención todas son muy parecidas.

La mayoría ponen verduras y frutas en la base o bien harinas y pastas, todas ponen los aceites y grasas, los azucares hasta arriba.

Recuerda que en una lección vimos que la pirámide de un bebé tiene un solo nivel porque solo toma leche. También por ejemplo en la pirámide de una persona que es vegetariana no existe la carne.

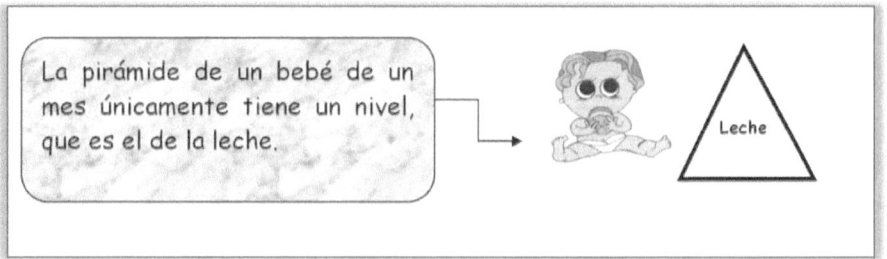

La pirámide de un bebé de un mes únicamente tiene un nivel, que es el de la leche.

Leche

Si juegas basquetbol o futbol y sudas mucho debes de tomar más agua y minerales que alguien que practica un deporte donde no se suda mucho (como la natación por ejemplo).

Ustedes, los niños, como tienen mucha actividad, deben comer varias frutas al día, ya que necesitan los minerales y azúcares que éstas contienen para que puedan desarrollarse adecuadamente; contrario a los adultos, quienes deben comer menos frutas porque el exceso de éstas les puede aumentar el riesgo para desarrollar diabetes.

Ahora que ya sabes todo esto, puedes empezar a construir tu propia pirámide de alimentación, lo haremos en la próxima clase, ¡hasta entonces!

Reafirmo mis conocimientos, desarrollo mis competencias

¡Juguemos un rato! En casa, toma unas diez cucharas chicas (cafeteras) anota en unos papeles pequeños un deporte, pégalos en la parte de abajo, solo tu conocerás cuales son. Coloca las cucharas en círculo con la boquita hacia afuera.

Reúnete con algunos familiares y enséñales tu nuevo juego. Tendrán que adivinar que deporte está escrito debajo de la cuchara y al tratar de contestar le darán un pequeño golpe para que esta se volteé, sino adivinan, tendrán que narrar una anécdota de su vida relacionada con el deporte. Te aseguro que muchos tienen algo interesante que decir.

Lección 34

Construyendo mi pirámide alimentación

Hemos avanzado mucho. Espero que te sientas tan contento como yo, Sanita.

Como eres muy listo, sé que recuerdas muy bien lo que vimos la clase pasada. ¿Qué vimos sobre las frutas? ¿Por qué es importante que nosotros los niños las consumamos más que los adultos?. Participa comentando lo que aprendiste y escucha a tus compañeros de clase para que todos entiendan mejor sobre el tema.

Ahora, veamos cuales son las recomendaciones generales para hacer tu pirámide de alimentación. Son muy fáciles y ya conoces algunas de ellas.

➤ Comer cuatro veces al día e incluir alimentos de todos los grupos.

➤ Observar las reglas de una buena alimentación.

➤ Aumentar o disminuir el consumo de alimentos de acuerdo a las necesidades de tu cuerpo.

➤ Si haces más ejercicio, comes más alimentos que te darán energía, como por ejemplo las frutas.

➤ Incluir vegetales y frutas todos los días por lo menos en dos de las comidas.

➤ Consumir carne o sustitutos de ella todos los días.

Lo más importante es que tomes como base los alimentos que hay en el lugar donde vives y construyas tu propia pirámide de acuerdo a lo que te gusta comer y a lo que necesitas.

Ya notaste que para construir una pirámide sólida y firme es necesario aplicar todo lo que has aprendido durante este curso, así tu pirámide de alimentación será la base de tu salud.

Aquí está mi pirámide, observa como está construida y analiza sus elementos. Por ejemplo, como sé que el agua y la fibra no son nutrientes, pero que son indispensables para una buena alimentación, los puse como cimiento de la pirámide junto con un estilo de vida sano, la práctica del deporte y lo hábitos de estudio. Creo que todos los niños deberían tener estos mismos cimientos en sus pirámides. ¡Toma nota!

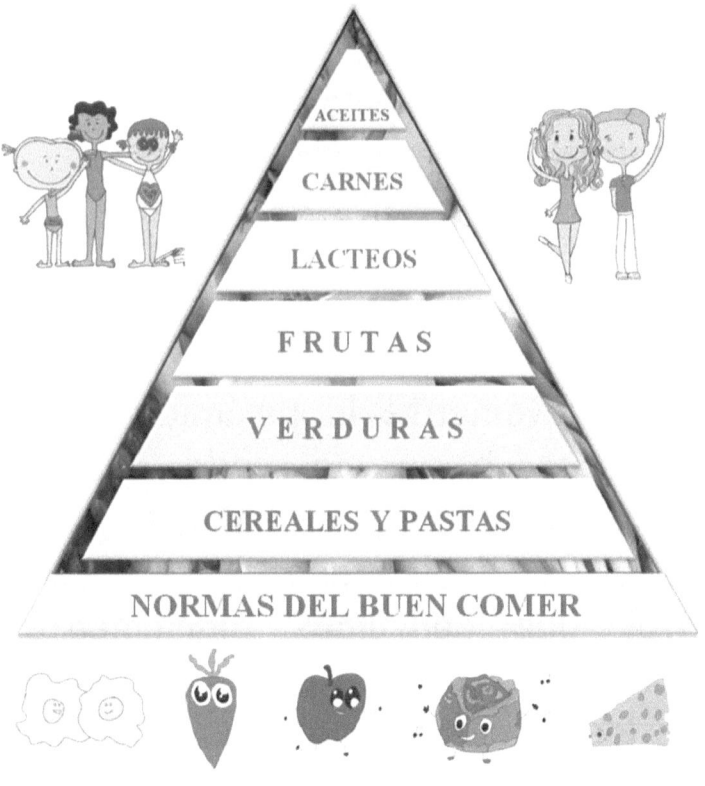

Recuerdas que yo, Sanita soy deportista. Estudie la licenciatura en deportes y me encanta correr y nadar grandes distancias, por eso en mi pirámide como muchos cereales y pastas, así como verduras y frutas que dan mucha energía, vitaminas y minerales. Claro, también consumo lácteos y carnes para obtener las grasas y proteínas que necesito.

Recuerda que tu pirámide de alimentación, puede cambiar un poquito dependiendo de tus actividades y de los alimentos que hay donde vives, además, tu pirámide con el tiempo puede cambiar.

Reafirmo mis conocimientos, desarrollo mis competencias

Observa nuevamente la pirámide de Sanita, comenta con tu grupo cada uno de sus elementos y ahora, construye tu propia pirámide, es decir, anota los grupos de alimentos que consumes diariamente para construir tu pirámide. Recuerda, hasta abajo escribe los alimentos que más consumes y ve subiendo en ese orden, después compárala con la pirámide de Sanita.

Lección 35

Mi pirámide de actividad física y de estilo de vida

Empecemos recordando ¿Qué es la actividad física? Ya lo vimos al principio de este curso, son esas actividades donde mueves tus músculos y gastas energía.

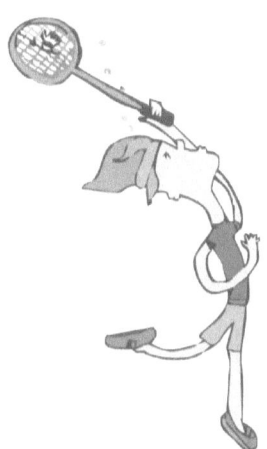

Hemos visto que el deporte es una actividad física y puede ser: recreativo, formal y competitivo. Hoy como ejercicio, anoten un ejemplo de cada uno de ellos en su libreta, al terminar, lean en voz alta sus ejemplos.

También, has aprendido a elaborar tu programa de ejercicio y ahora lo puedes utilizar para hacer esta pirámide poniendo en la base las actividades que más realizas, por ejemplo:

> ➤ Caminar y jugar todos los días.
> ➤ Montar bicicleta dos o cuatro veces a la semana.
> ➤ Nadar tres o cuatro veces.
> ➤ Practicar tae kwon do, dos veces a la semana.
> ➤ Jugar futbol una vez a la semana.

Recuerda que no es solamente decidir que harás, también es hacerlo y además hay que ser constante, tener disciplina y ser responsable. Si de repente no puedes practicar deporte algunos días como lo tienes planeado, revisa las causas y empieza de nuevo.

Recuerda:

> ✓ Tener un orden de actividades.
> ✓ Observar tus horarios.
> ✓ Elige con quien hacer ejercicio.
> ✓ Invita a tus familiares y amigos para que también ellos adquieran el hábito de hacer ejercicio. No olvides, que nosotros los niños desde pequeños podemos ayudar a los demás a cambiar

los hábitos y con ello ya estamos cambiando el mundo.

En esta misma pirámide puedes agregar tu estilo de vida, precisamente lo que anotaste sobre el ejercicio ya es parte de tu estilo de vida, pero agreguemos otras cosas más como:

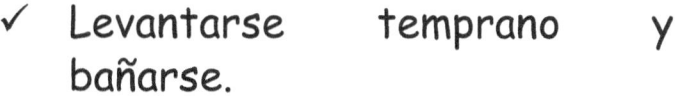

✓ Levantarse temprano y bañarse.
✓ Hacer ejercicio por la mañana.
✓ Ayudar en casa a ordenar las cosas.
✓ Tener ordenado nuestro cuarto.
✓ Hacer las tareas.
✓ Ver televisión poco tiempo y seleccionar programas donde generalmente aprendamos cosas interesantes que ayuden a vivir o ser mejores.

Recuerden amiguitos que una acción que repitan se volverá un hábito, un hábito repetido se volverá una costumbre y cuando ustedes tengan esta costumbre y la practiquen todos los días se volverá un estilo de vida.

Por ello es muy importante que ustedes tengan costumbres sanas para mejorar su salud y el desempeño en la escuela. Aquí te dejo mi pirámide, pero recuerda que le puedes poner mucho más actividades y cosas buenas que haces en tu vida.

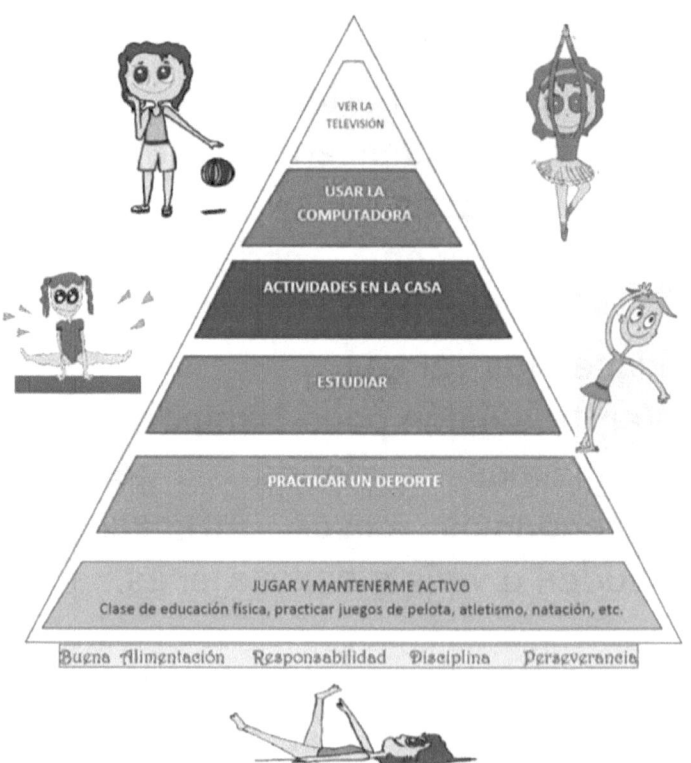

Por cierto, le puse como cimientos: una buena alimentación, la responsabilidad, la disciplina y la perseverancia, porque si tienes todo eso, seguramente tendrás éxito en la vida, eso te hará "súper".

¡Hasta la próxima! Me despido de ti desde este libro, soy Sanita.

Reafirmo mis conocimientos, desarrollo mis competencias

Escribe un cuento corto sobre un personaje que practique un deporte y tenga un buen estilo de vida, puedes apoyarte en dibujos, como si fuera una historieta.

Lección 36

Reflexiones y conclusiones del Curso de Nutrición y Salud

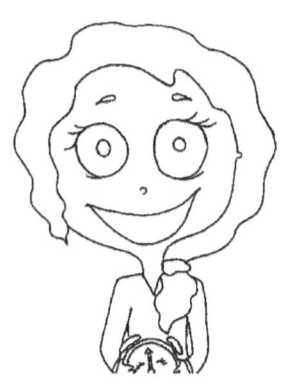

Hoy termina nuestro Curso de Nutrición y Salud de Tercero de Primaria.

Nunca olvides que lo que aprendiste te ayudara siempre a ser mejor, a estar sano, a crecer más y tener éxito en todo lo que te propongas en la vida.

Recuerda también a una persona que nos enseñó muchas cosas en esta aventura porque tuvo un estilo de vida muy especial, Pierre de Coubertin, quien demostró lo importante que es el ejercicio y el ser sanos.

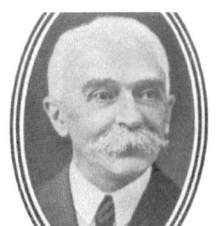

"El olimpismo se propone crear un estilo de vida basado en la alegría del esfuerzo, el valor educativo del buen ejemplo y el respeto por los principios éticos fundamentales universales." Barón Pierre de Coubertin.

Recuerda con tu profesor todos los temas generales que tratamos en este libro, escríbanlos en su cuaderno.

Hablen sobre qué tema les gusto más y por qué.

Con cuál de nuestros amigos Los Nutrientes te identificaste más y por qué.

Reflexionen sobre los beneficios que tienen la buena alimentación y el ejercicio.

Comenten en la clase que es lo que están practicando ya en su vida diaria, qué fue fácil hacer y que fue más difícil y por qué.

De qué consejos de los que te dimos Los Nutrientes y yo, Sanita, te acuerdas.

Y por último ¿te acuerdas que te midieron y pesaron al inicio del curso? Bien, ahora lo volverán a hacer y anotarás cómo has cambiado.

Anota tus nuevos datos:

Peso: _____ kg.

Estatura: _____ Cm.

Cintura: _____ Cm.

Cadera: _____ Cm.

Me dio mucho gusto haberte enseñado
sobre nutrición y salud. No olvides a
Glucosita, Grasita, Proteinita, Vitaminita
y Mineralito y a mí, Sanita.

¡Hasta pronto! Se despiden de ti tus mejores amigos.

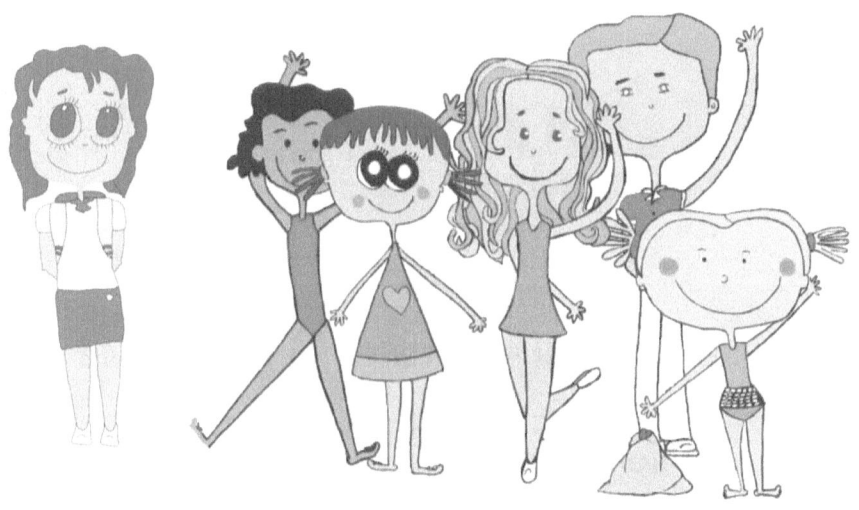

El próximo grado iniciaremos una nueva
aventura, con más conocimientos sobre Los
Nutrientes, porque mientras más los conozcas
podrás darle a tu cuerpo mayores beneficios.

Este libro forma parte del programa internacional de Educación en Salud y Nutrición "EDUSANU", de la Asociación Latinoamericana de Diabetes y el Instituto Coubertin de México, cuyo objetivo principal es prevenir el desarrollo de Diabetes y de Obesidad a través de mejorar el estado de nutrición y salud de los niños, en los países latinoamericanos.

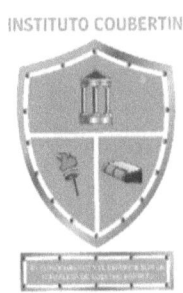

INSTITUTO COUBERTIN

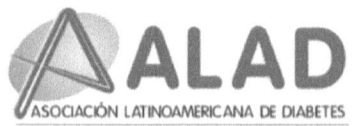

Las escuelas interesadas en beneficiarse de este programa ingresar a:
www.nutricionlatinoamerica.org

www.ingramcontent.com/pod-product-compliance
Lightning Source LLC
Chambersburg PA
CBHW020913290526
45784CB00002BA/537